中国社会科学院
所地共建国家智库平台

U0259724

中国『药食同源』研究

——人参植物干细胞技术产品应用价值

胡文臻　吴孟华　张凤华　编著

巢志茂　等　主编

ZHONGGUO
YAOSHITONGYUAN
YANJIU

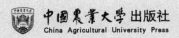

中国农业大学 出版社
China Agricultural University Press

图书在版编目(CIP)数据

中国"药食同源"研究:人参植物干细胞技术产品应用价值 / 胡文臻,吴孟华,
张凤华编著 . --北京:中国农业大学出版社,2023.3(2023.10 重印)

ISBN 978-7-5655-2969-6

Ⅰ.①中… Ⅱ.①胡…②吴…③张… Ⅲ.①食物疗法－研究②人参－干细胞－
研究 Ⅳ.①R247.1 ②Q949.763.2

中国国家版本馆 CIP 数据核字(2023)第 041920 号

书　名	中国"药食同源"研究——人参植物干细胞技术产品应用价值		
作　者	胡文臻　吴孟华　张凤华　编著		
策划编辑	童 云 张 玉	特邀编辑	李　达
封面设计	郑　川	责任编辑	张　玉
出版发行	中国农业大学出版社		
社　址	北京市海淀区圆明园西路 2 号	邮政编码	100193
电　话	发行部 010-62733489,1190	读者服务部	010-62732336
	编辑部 010-62732617,2618	出 版 部	010-62733440
网　址	http://www.caupress.cn	E-mail	cbsszs@cau.edu.cn
经　销	新华书店		
印　刷	北京虎彩文化传播有限公司		
版　次	2023 年 3 月第 1 版　　2023 年 10 月第 2 次印刷		
规　格	170 mm×240 mm　　16 开本　　9 印张　　125 千字		
定　价	56.00 元		

图书如有质量问题本社发行部负责调换

合作研究单位

中国社会科学院社会发展研究中心

中国中医科学院中药研究所中药标准样品与定值研究室(特邀)

上海浦江健康科学研究院、吉林生物研究院、吉林省韩中植物干细胞技术有限公司、亳州华仲金叶医药科技有限公司、北京中社博雅文化传播有限公司,霍尔果斯中国药食同源产品国际展览会(筹备组),扎鲁特旗中国木本油料仁用杏暨药食同源产品展览会(筹备组)

应用研究与调研普及课题组成员简介

胡文臻，男，汉族，博士，中共党员。中国社会科学院哲学研究所研究员，中国社会科学院社会发展研究中心常务副主任，中国文化研究中心副主任，研究生导师。中国"药食同源"研究主编，安徽省庄子研究会副会长兼"药食同源"应用研究分会负责人（筹备负责人之一）。

吴孟华，男，汉族，教授。上海健康医学院兼职教授，上海浦江健康科学研究院常务副院长，上海交大健康传播发展中心副院长，主治医师。

张凤华，男，汉族，教授。吉林生物研究院教授、院长，国家干细胞基地吉林生物研究院负责人，吉林省韩中植物干细胞技术有限公司负责人，中国"药食同源"研究人参干细胞合作研究课题组成员。

王家治，男，汉族，副教授。兰州大学副教授，人参植物干细胞研究专家，吉林生物研究院总工程师。中国"药食同源"人参干细胞项目技术组专家。

陈　晓，男，汉族。吉林生物研究院研究员，国家干细胞基地吉林生物研究院研究员。

特邀主编巢志茂简介

巢志茂,男,1963 年 3 月生,中国中医科学院中药研究所研究员,博士生导师,国家中药材产业技术体系贮藏与包装岗位科学家。中国中医科学院中药研究所中药标准样品与定值研究室主任。兼任 973 计划等项目经费预算评估组组长,全国标准样品技术委员会天然产物标准样品专业工作组副组长,中国实验方剂学杂志编委会常务委员、国家保健食品评审专家、财政部政府采购项目评审专家、国家自然基金评审专家、国家科技奖励评审专家、博士后基金评审专家。全国留学回国人员先进个人,留学回国成就奖获得者。从事中药化学及相关研究 35 年,获得国家科技进步一、二等奖等多项大奖。中国"药食同源"研究特邀主编。

前　言

当今时代,世界形势多变,新冠肺炎疫情的影响遍及全球。在我国的疫情防控中,中医药发挥了不可替代的预防和治疗作用。

国务院办公厅印发的《关于加快中医药特色发展的若干政策措施》明确提出,遵循中医药发展规律,认真总结中医药防治新冠肺炎经验做法,破解存在的问题,更好地发挥中医药特色和比较优势,推动中医药和西医药相互补充、协调发展。

遵循中医药产业发展规律,加快"药食同源"产业化工作,落实合作研究的相关政策措施,为中医药产业增强发展活力,加速创新成果转化,已经是亟待研究解决的问题。

2018年7月,中国社会科学院哲学研究所组织论证的"中国优秀传统文化建设与中国优秀传统中医药产业""中草药种植与加工的文化产业建设工程",都属于中国哲学应用研究的大范围,中草药种植工程是关系国计民生的重大项目之一,必须进行抢救性种植保护来传承研究发展。

据此,中国社会科学院哲学研究所研究批准了由中国社会科学院社会发展研究中心胡文臻研究员主持的、跨学科应用研究横向课题合作研究项目:中国"药食同源"研究所地共建国家智库平台。研究团队将持续性地开展应用研究。

研究团队将长期开展合作研究、共建国家智库平台成果,每年根据合作企业与科研单位申请的"药食同源"项目,开展研究,出版专题研究报告。以与科研单位、企业合作共建国家智库平台的方式,将国家公布的 100 种"药食同源"物质进行产业化、产品化,合规合法地开展横向合作课题研究。

中国"药食同源"研究所地共建国家智库平台将成为中医药成果转化的技术实施与信息平台,将成为"药食同源"中药材相关数据库建设平台,以服务科研单位、企业、高校院所、医疗机构为核心,推动科研成果的转化落地与应用发展。

本书主要分析了吉林生物研究院与吉林省韩中植物干细胞技术有限公司科研团队研制开发的人参植物干细胞"人参饮液"产品。该产品是可以提高人体免疫力、增强人体体质的优质药食同源食用产品。在应用研究过程中,该企业在医疗单位长期开展数万例的临床观察应用并总结效果。

由于中药材质量受种质资源、土壤、气候、栽培和加工技术等多重因素影响,所以通过合作研究,开展道地中草药的调研与推荐,可以从中草药种植源头对药材进行科学化、质量化、原生道地化检测和基地建设管理,推动产地与加工一体化高品质产品标准等建立,探索合作研究中药生态种植模式和绿色高效生产技术模式;探索建立合作研究中药材生产、中药材产地资源配置共建共享加工生产体系模式。

通过开展应用合作研究,提高中药质量安全,提高种植户与消费者对中草药的价值重视程度,建立全过程追溯机制和质量保障体系工程,从社会价值方面来看,意义重大。

通过合作研究和开展种植与产业化加工,一方面,推荐安全有效的"药食同源"产品,满足大众营养需要;另一方面,研究总结符合企业健康发展的、具有中国特色产业的道地药材全过程溯源体系的基础性标准。

同时,研究团队将与开发药食同源产品的企业、科研单位、政府医政部门共同举办全国中医院、诊所培训班,培训药食同源专业技术人才与临床观察应用普及人才,探索形成特色中医药与药食同源产品、服务大众健康生活需要的路径。

中国"药食同源"研究,需要大众长期关注和积极参与。同时,我们也将配合国家质检部门与法律部门,对虚假人参干细胞产品或者虚假宣传进行打击。

中国"药食同源"研究建立在国家重大项目支持基础上,是对国家认定的人参干细胞生产企业技术、医院临床观察应用过程的应用研究与知识普及。

胡文臻 吴孟华 张凤华

2022 年 10 月北京

目　　录

总 报 告

第一篇 人参植物干细胞技术产品应用价值

胡文臻　吴孟华　张凤华

中国中草药产业发展迎来了新时代,从种植、加工等技术应用来看,开发"药食同源"食疗产品是促进中草药产业现代化的可持续发展项目。开发"药食同源"产品,对促进全国中草药产业现代化的高质量发展具有重要意义。

中草药种植后的加工技术产业,分为中药材、中药饮片和中成药三大部分。中药材是原生药材,是生产中药饮片和中成药的基本原料。

"药食同源"产业化,可以开发出上万种产品,人参植物干细胞就是其中之一。

中国是世界中草药资源最丰富的国家之一。种植道地中草药和进行后续加工,是传承中草药传统文化的优势产业之一,也是新时代最具有市场潜力的健康产业。

随着我国中草药种植与产业化管理的现代化建设步伐的加快,中草药种植已成为农民增收的重要经济项目,而种植道地中草药的兴起,将推动地方政府陆续出台中草药种植加工的支持政策,鼓励企业、农民种植中草药材,发展中草药材产业。

人参植物干细胞技术,就是中草药深加工的代表性技术,其产品应用价值研究分为两个部分,第一部分为人参植物干细胞产业化发展启示;第二部分为"药食同源"产业化发展的内外环境。

第一部分 人参植物干细胞产业化发展启示

一、人参植物干细胞产业化发展的启示

人参是中草药的一个品种,以我国东北地区野生人参为佳,但目前野采人参极为稀少,大量的是培育种植的。

中草药产业是我国的民族文化产业,也是具有比较优势的传统特色文化产业。我国拥有丰富的中草药种质资源,据中国社会科学院社会发展研究中心调研统计,全国各地现有中草药品种资源 12 800 多种。有关医疗单位统计细分,其中,药用植物 11 144 种,药用动物 1 598 种,药用矿物 80 种,322 种常用植物药材的蕴藏量达到了 850 万吨左右。

全国药材种植面积超过 580 万亩,药材生产基地 590 多个,常年栽培的药材品种达 210 余种。其中,中国社会科学院社会发展研究中心合作应用研究中草药药材杜仲项目,杜仲种植面积达 10 万亩,为单个中草药药材种植面积之首。

人参植物干细胞技术应用与产业化发展的启示是,保护发展"药食同源"传统文化,是中国从事人参植物干细胞技术人员的重大责任。人参种植加工产业链,属于中草药药材种植范围,但是又被列入加工农业链中。人参种植、生产工程,体现了产业化与后续产业群的联系,是新型的朝阳产业。

面对国内外市场对"药食同源"产品的需求,合作研究人参植物干细胞技术应用产品,并普及推广应用,是弘扬中国中草药传统文化,拥有植物干细胞技术应用话语权建设的重要工程。

(一)人参种植、加工产业化分析

人参种植产业链的第一层级,主要为人参的人工种植技术,以参农及人参种植企业为主;第二层级为人参产品的加工,包括人参初加工企业及人参深加工企业;第三层级为人参的销售和产品普及,主要包括中

药企业、人参产品消费者两大类。其中张凤华、陈晓企业科研团队将人参作为药品原材料进行道地药材种植,同时又开发了"人参植物干细胞"饮液产品,消费者则直接使用各类人参用品,包括人参食品饮料、保健品等。

(1)中国人参种植产业发展现状分析。人参种植区域与产业化生产集中度高,以吉林省人参种植为主导的市场引导特征非常显著。

人参,《现代汉语词典》解释为,多年生草本植物,主根肥大,圆柱状,肉质,黄白色,掌状复叶,小叶卵形,花小,淡黄绿色,果实扁球形。根和叶都可入药。人参喜阴凉,适宜在湿润的气候区域种植,多生长于昼夜温差小、海拔 500～1 100 米的山地缓坡地带,部分在斜坡地的针阔混交林或杂木林中生长。因为人参生长环境特殊,又受气候的影响,我国人参的种植区域多以东三省为主。东北人参种植面积占全国人参种植面积总量的 90% 以上。其中,吉林省长白山沿线具有得天独厚的环境,人参种植面积也是全国最大。

2020 年区域统计,因受疫情影响,东北三省人参产量总计为47 000 吨以上。其中,吉林人参产量 35 000 吨以上,占东北三省人参总产量的 80% 左右。黑龙江与辽宁人参产量分别为 5 000 吨以上、3 600 吨以上,占比均在 10% 左右。吉林为人参种植大省。2020 年吉林的人参产量仍然占据明显主导地位。

种植面积方面,2019 年吉林人参播种面积为 9 800 公顷以上,每公顷人参产量 3.60 吨;黑龙江人参播种面积达到 3 000 公顷以上,每公顷人参产量 1.70 吨。2021 年吉林人参播种面积大致在 11 300 公顷、黑龙江人参播种面积在 3 800 公顷左右。

(2)中国人参行业在国际人参贸易中占突出地位分析。数据测算显示,长期以来,在全球人参贸易中,中国占据十分重要的地位。根据联合国数据中心数据显示,2019 年全球人参进出口贸易总额约为9.3 亿美元,来自中国内地的进出口贸易总额为 1.96 亿美元,在全球贸易总额中占比 21.40% 以上,排名位居全球第二。2018—2019 年,中国香港以超过 2 亿美元的人参进出口贸易总额,在全球排名第一。

根据中国海关总署数据显示,2019 年中国内地人参进出口贸易总额为 2.15 亿美元。2020 年数据在 2.2 亿美元以上。

从进出口贸易总额的数据来看,说明中草药人参产业化市场的广阔发展前景。以上数据,来源于对人参种植产业大数据、产业规划、产业申报、产业招商、城市乡村医养综合体建设等具体的实施数据进行的分析汇总。

(二)人参种植产品价值分析

2015 年,我国的中药工业总产值达到 5 600 亿元以上。开发人参药材与推进人参产品产业化,也带来了中草药经济的高质量增长和社会经济产值增长。

(1)2000 年前市场分析。根据人参种植的高新品种技术发展 100 项评价成本数据,与高品质产业化质量发展 100 项销售数据,测算推动全国中药产业销售产值提高比重的主要数据。中草药产业销售产值占中草药种植与产业化行业销售总产值的比重,以 2000 年前的统计数据分析,从 1996 年初的 15.88% 提高到 2000 年初的 25.01%,增长了 9%。

(2)2000 年后市场分析。2000 年后的研究数据分析:从历史(2013 年 4 月 16 日至 2020 年 8 月 6 日)价格指数走势看,指数最高值出现在 2014 年 9 月 14 日,指数值为 2 621.87 点,最低值为 2013 年 4 月 23 日的 1121.41 点,两者相差 1 500.46 点,白参价格波动不大。

自从 2018 年产新下滑后,近一年,基本无变动,说明人参在地基数庞大,产区增多,加上各种年份、各类供应量已上来,行情已经平淡无奇,难起波澜,尤其产地直销对价格冲击大。①

(3)三大药材基地价格分析。中国药材基地安国人参价格分析:人参近几年行情较为疲软,但因在地面积仍有量待产新,加之今年需求不如往年,行情持续低迷,现红参无糖小炒货价格在 150～170 元,白参 45 支货售价在 300～320 元,此品在地面积呈现缩减之势,短期内行情

---

① 资料来源:第一中药材网(http://www.1zy.cn/)。

以稳为主。

中国药材基地亳州人参价格分析:2020 年生晒参货源走销不快,行情呈疲软走势,市场 40 支货售价在 280 元,80 支货售价在 220 元,硬支 1.2 的片售价在 280 元,1.4 的片售价在 350 元,1.6 的片售价在 380～400 元。

人参种植与中药产业,已经成为全国医药行业的创新发展产业,创新发展在很大程度上直接影响到中草药行业的整体发展。

张凤华、陈晓企业科研团队,以人参种植产业化的创新发展为主要实践成果,其中"人参植物干细胞"产品满足了开发人参产品的市场需要。

(三)人参种植技术与人参产业化中的盈利分析

中国中草药产业、医药行业的产值利税率与成本费用利润率是中国中草药行业的显著测算特征。不论产值利税率还是成本费用利润率,中草药产业都明显高于医药行业的整体盈利收入标准。

(1)盈利能力分析。人参种植与创新开发人参中药产业,从其盈利能力来看,人参种植中药产业的利润率始终在上升曲线上,从人参种植与产业化开发人参产品成本费用利润率可以得出标准数据。人参种植与创新产业化开发产品的盈利点始终在人参种植产值利税率的合理测算之间,才会有降低的合理的成本费用利润率。

(2)价格优势分析。从人参的 6 年历史价格走势来看,人参大周期较长,小波动少,与人参的种植周期成正比,2014 年药市投机性短期资金较多,行业振奋,人参处于高价期,五年生晒白参(45 支左右)统货价格达到 780 元;2016 年供应量逐渐增多,行情下滑,加上西洋参消费崛起,人参一蹶不振;2018 年新鲜人参全渠道成熟,全民滋补意识提高,价格有反弹,各种年份参充斥市场,主流价格很快又滑落下降。

2019 年 5 月的倒春寒引发了人参价格的上涨,因受低温冻害影响,参苗长势欠佳,吸引外部商家对参类品种的关注,寻货商家增多,货源走动畅快,人参、西洋参等价格微量上涨,由于需求增量远比供应量少,行情随之下跌,目前依旧处于低谷周期,在底部徘徊。①

二、人参种植技术与产业化创新开发面临新环境

人参种植与产品开发,面临的主要问题和机遇有以下几点。

(一)人参种植及产业化产品在全国发展不均衡

受到科研经费投入不足和区域土壤问题影响,直接阻碍了种植与开发人参产品,以及分析人参药理药效的科研工作。各地开发人参产品如果从人参植物干细胞开始,以来源统一、制备统一、标准统一的模式,来打破制约人参产业化产品技术运用和人参产业化项目建设的束缚,将会促进科研工作发展。

(1)国际国内需求增长与开发中草药产品的新环境,为中国人参植物干细胞产品新技术的应用提供了良好的发展环境。

据中国海关总署数据显示,2017—2019 年,在国际经济动荡、经济下行的压力之下,我国中药类商品的进出口贸易总额保持稳定增长态势。2019 年,我国中药类商品进出口贸易总额达 61.74 亿美元,其中,出口总额达 40.19 亿美元,同比增长 2.8%;进口总额达 21.55 亿美元,同比增长 15.9%。

中药类商品出口贸易总额分产品来看,植物提取物产品的出口金额在 2017—2019 年间始终占据出口贸易的"大头"。2019 年,植物提取物产品的出口金额达 23.72 亿美元,占中药类商品出口贸易总额的59%;其次是中药材及饮片产品,2017—2019 年间的出口金额维持在10 亿~12 亿美元,2019 年出口金额达 11.37 亿美元,占比约 28%。

(2)随着中草药产品出口增加,中国中草药技术逐步在国际市场占据了重要位置。2019 年,我国中药类商品出口市场排名前十的国家(地区)中,我国对其中 5 个国家(地区)的出口金额呈现了双位数增长。其中,排名前三的国家分别是越南、印度和马来西亚,我国对其出口中药商品金额的增幅分别为 69.26%、34.05%和 24.55%。可见,相较于

---

① 资料来源:第一中药材网(http://www.1zy.cn/)。

欧美传统出口市场,新兴市场的中药出口表现更为亮眼,出口需求潜力更大。

(二)人参种植技术与产业化产品满足大众需求分析

人参种植技术产业化产品需要满足大众需求、满足各省市政府配套养老服务产业的需求、满足"药食同源"临床应用的需求。研究人参产业化与中国的中药现代化、国际化是重要课题。合作调研项目组成员(中国社会科学院社会发展研究中心研究员胡文臻、上海浦江健康科学研究院教授吴孟华、中财公私合作发展研究院研究员孙洁、安徽亳州二级调研员郭飚、吉林生物研究院董事长张凤华等)于2021年4月深入海南进行调研,并与陵水等地方政府及机构座谈南医南药与"药食同源"在当地的发展情况。

调研组从国家中药现代化战略出发,强调要把中草药种植与中药材加工产业走现代化、国际化之路作为重要工作抓好、抓牢、抓实,要重点解决好以下内容。

(1)积极推荐PPP医养综合体项目建设。医养综合体发展是县域经济的头等大事,政府与社会资本合作建设项目模式(PPP)融合中药产业,也是中草药行业的重要组成部分,其发展水平在一定程度上直接影响着中国医药行业整体的发展。如果运用PPP模式融合中草药产业化发展模式,则会实现跨学科、跨部门联合,在有限的产业政策中摸索前进,大力促进中草药与"药食同源"产业化的继承和创新。

国务院相继发布了一系列文件支持中草药产业发展,中央各项政策、措施到位,使中草药种植与中药产业现代化的发展水平得到快速提升。

项目科研人员通过调研,逐步调整了健康发展思路和发展规划,认为采取多种方式如医养结合公共建设工程,是"药食同源"产品走向消费者的主要渠道。

(2)开展与政府对接的医养综合体健康养生项目,是新时代重要的发展项目。调研组成员胡文臻研究员认为,"药食同源"产品的消费者要与医养综合体建设项目对接,必须牢牢抓住国家推行养老机制与养老产业化发展的机遇,政府与企业必须加大对中草药产业的科技投入,必须在科研方面下功夫,同时配套工程建设要融合发展。

(三)中国特色中草药文化产业分析

实现中草药现代化的发展目标,必须加快提升中草药种植与中药产业的科技含量和产品应用的附加值。

要想与政府公共服务项目进行融合与对接,必须认真学习公共政策与项目建设指导应用文件。中国中药产业发展与"药食同源"产品开发的科技投入,还远远满足不了人们的需要。

吉林生物研究院张凤华、陈晓企业科研团队人参植物干细胞技术的研究,对开发其他"药食同源"物质干细胞应用,提供了可借鉴的科技开发经验。他们积极探索与政府对接"药食同源"项目建设,积极对接融合养老工程项目,对于加快中国中草药种植与中药产业现代化发展,具有重要意义。

(1)中草药种植产业与养老产业化工程建设的融合,是未来中草药产品服务老年人的重要市场渠道。

"药食同源"产业化,涉及中国"药食同源"中草药知识产权保护细则,要使"药食同源"中草药产业健康发展,就必须提高中草药产业的国际竞争力和"药食同源"品牌的影响力。

中国社会科学院社会发展研究中心自 2018 年 3 月,与法律界及知识产权方面的专家,讨论交流"药食同源"知识产权保护问题,初步形成了每年出版发布中国知识产权应用价值评价报告的共识。这是加快鼓励中草药种植与开发中药产品创新、提高中药产业国际化水平的重要应用研究与话语权建设工程。人参植物干细胞项目,就是加强中国中草药与中药知识产权保护的典型技术应用实践案例。

(2)"药食同源"知识产权建设与保护的前提是必须营造有利于知识产权保护的社会环境,发挥政府企业与社会舆论和媒体的引导作用。中草药产业化是中药企业技术创新的可持续工程,需要营造良好的政策支持环境,需要利用知识产权法律法规来保护,同时也需要创造出合理合法的技术壁垒,有效保护中草药物质的发明者、研发者、企业家、消费者和集团使用者的合法利益,同时需要养老医养产业化来融合发展医养文化产业。

以人参植物干细胞产品为例,中草药种植与中药企业健康发展,自身必须具备知识产权保护法律意识,做好企业标准、宣传标准、智库合作研究制度、技术专利、品牌商标、品牌产品宣传图文等知识产权资产保护。

符合条件的企业要积极申报国家中草药道地种植基地、中药产业化保护品种基地;允许申报中国社会科学院社会发展研究中心应用研究基地与智库工程建设基地。

通过产学研用与政府、企业合作,加强联合科研与跨学科攻关,以"药食同源"知识产权应用研究探索中草药种植与中药产品技术途径,不断提高"药食同源"知识产权认知度,为中草药种植与中医药产业化发展探索中国道路。

三、人参植物干细胞技术应用与合作研究力量分析

吉林生物研究院研究人员与兰州大学学者,开展了人参植物干细胞技术应用研究工作,组建了人参植物干细胞课题组,是国内合作研究人参植物干细胞应用技术项目的主要课题组。

兰州大学是全国 985/211 大学,为国家"双一流"A 类大学。植物细胞研究领域一直走在全国前列。兰州大学郑国锠先生(已故)是中国植物细胞生物学奠基人之一、中国科学院资深院士,在植物细胞工程方面进行了长期大量的研究,特别在组织培养、体细胞胚的发生和植株再生方面多有建树。

吉林生物研究院是研究人参植物干细胞技术,研究黄芪、当归、青果等百种物质干细胞技术的科研单位,技术力量雄厚。

吉林生物研究院近期开发的人参植物干细胞产品,系独立承担的国家支持的重点科技项目成果,是有效提取人参植物有效成分的科研技术类型的"药食同源"物质产品。

(一)人参植物干细胞课题组研究专家力量

兰州大学王家治副教授,担任吉林生物研究院总工程师,多年来,带领兰州大学生命科学学院的博士、硕士技术力量组成了专业能力强、富有创新精神的科研团队,胜任并完成了人参植物干细胞研究和技术合作开发的多项重大科研工作。

(二)吉林生物研究院研究力量

吉林生物研究院,研究实力雄厚。2021年1—4月,吉林生物研究院陆续向中国社会科学院社会发展研究中心"药食同源"课题组、安徽省庄子研究会"药食同源"研究专业分会、中国"药食同源"课题组申请合作应用研究,申请长期开展跨学科"药食同源"合作研究,研究课题为吉林生物研究院开发的人参植物干细胞技术的可持续应用和符合法律规范的应用研究,开展其他植物干细胞技术研究与应用合作研究项目。

(三)跨学科应用研究人员参与研究

邀请跨学科应用研究人员参与研究是政府、企业、科研单位合作应用研究的基础。中国社会科学院社会发展研究中心研究员胡文臻,中国中医科学院中药所研究员巢志茂,上海浦江健康科学研究院教授吴孟华等,邀请国内科研单位与高校企业的专家学者,开展中草药"药食同源"应用研究项目,开展跨学科合作应用普及性研究课题,旨在提升合作研究的影响力和竞争力。

2018年以来,"药食同源"课题组对国家卫生部门公布的87种"药食同源"物质,跨学科进行物质分析与植物性状分析。在合规合法基础上开展"药食同源"产品的临床观察和人群食用。

四、合作研究共建国家智库平台推动"药食同源"产业化发展

2018年7月,由中国社会科学院哲学研究所批准,创新开设中国"药食同源"研究集刊,每年推出应用研究成果。由中国社会科学院社会发展研究中心的应用研究人员与相关医疗合作科研单位及企业技术人员,共同组建跨学科合作研究课题组。吸收具有奉献精神的、关注国

计民生产业发展的企业家、医疗科研单位人员积极参与，目的是抢救中国"药食同源"的优势组方及安全食疗的经验产品，满足大众的需要。

（一）共建方式

合作共建所地智库研究平台，发布年度某项物质应用价值报告，并根据合作研究项目的重要性和应用价值，出版专题报告。

选题由中国"药食同源"研究主编及特邀研究机构科研人员及生产项目成熟的企业负责人联合推荐。

（二）研究评价

合作研究过程接受科研与法律部门监督，同时接受社会公众和科研机构评价，接受合理化建议。

人参植物干细胞技术课题组，多次向中心课题组申请并参与合作研究，鉴于兰州大学研究人员开展的人参植物干细胞技术项目已经成熟应用，经过与相关部门联合开展应用分析，专家提出，人参植物干细胞是未分化的细胞，其中包含了植物发育和生长的所有方程式，这是人参植物干细胞生命力的根源。

（三）研究方法

合作研究方式是实现课题组研究成果的关键。人参植物干细胞技术研究团队重点对人参技术临床应用，进行技术层面与生产工业层面的融合研究，符合国家临床观察及应用的科研规范程序。

本合作应用研究项目各个应用研究环节均有专业人员指导，并在医院临床观察中进行总结。

研究证明："药食同源"人参植物干细胞产品，存在于被称为分生组织的特殊构造内，其显著特征是具有非常惊人的再生能力。项目研发团队积极开发人参植物干细胞产品，促进相关产业发展。人参植物干细胞，正在广泛地通过医学等领域运用到人类的生命健康工程之中。

五、人参植物干细胞产品生命特征研究

人参植物干细胞,是存在于人参植物形成层的分生组织中,未分化的具有永恒生命力的不朽细胞。植物干细胞含有植物发育及生长的所有基因信息,并具有非常惊人的细胞分裂及分化能力。

(一)植物干细胞研究的失败特征

植物学家从 160 年前就开始尝试活体分离未分化的植物干细胞,但包括美国农业部(1980—1990 年代)在内的各类顶尖研究机构的尝试均告失败。这些失败特征有:

(1)分离出来的细胞,确认已经完全死亡。

(2)分离出来的细胞已经发生变异,而不再是未分化的干细胞。

2004 年,人类成功实现了世界首次未分化活体植物干细胞的分离。

(二)人参植物干细胞研究的成功特征

植物干细胞又称为分生组织,是相对于植物体内已经分化成熟的成熟组织而言的。简单来说,植物的干细胞就是植物体内的两"团"细胞。这两团细胞分别位于植物的顶端分生组织(shoot apicalmeristem,SAM)和根尖分生组织(root apical meristem,RAM)中。

人参植物干细胞课题组将严格按照合作研究规划,严格按照中草药专家、植物专家、干细胞技术专家的要求进行研究和科学化组织应用生产。

2011 年起,卫生部批准作为食品新资源使用的物质,共分为四类。

其中,第一类:中草药和其他植物。其中人参位居首位。人参既是中药材类,也是食品类。人参是特殊的"药食同源"产品。

名单目录:人参、党参、西洋参、黄芪、首乌、大黄、芦荟、枸杞子、巴戟天、荷叶、菊花、五味子、桑葚、薏苡仁、茯苓、广木香、银杏、白芷、百合、山苍子油、山药、鱼腥草、绞股蓝、红景天、莼菜、松花粉、草珊瑚、山茱萸汁、甜味藤、芦根、生地、麦芽、麦胚、桦树汁、韭菜籽、黑豆、黑芝麻、白芍、竹笋、益智仁。

第二部分 "药食同源"产业化发展的内外环境

一、"药食同源"产业是中国双循环发展的经济基础

2020 年,全球突发疫情,中国中草药的验方汤药对防范疫情起到了作用。

"药食同源"产业,可以理解为围绕满足人体健康(身体、精神、环境)需求的所有产业的总称,包括健康食品、保健营养食品(饮品)等。

"药食同源"产业成为世界上可持续发展的、具有巨大市场潜力的新兴食品产业。

中国中药材与中医文化,都是中国优秀传统文化中的重要组成部分。药食同源产业化系列食疗产品,是中国药食两用物质的长期实践和人们习惯的健康食品。

中国社会科学院社会发展研究中心与吉林生物研究院、兰州大学研究人员开展合作研究,特别是产业化研究,对引导全国"药食同源"物质产业化、科学化、规范化、法制化发展,具有重要意义。

中草药发展过程中的核心是应用研究人才。

(1)我国中医药的发展历经数千年,目前遇到的阻碍发展的因素之一是中草药中的野生稀有品种随着大规模的采集利用,越来越稀缺。据吉林生物研究院相关技术人员统计,生长在深山老林中 15 年以上的野山参,估算全国储量仅几十千克左右,每年国内市场"现身"的野山参只有 6 千克左右,晒干成品不到 2 千克。

(2)中医药发展的阻碍因素之二,是人工种植中草药随着产量的增加,许多已经不是原产地产物。由于地区、土壤、气候、环境条件的变化,其有效成分和含量已经达不到《药典》中原产地药物的品质。

(3)中医药发展的阻碍因素之三,是随着工业及旅游业的发展,土壤、水质、空气的污染和药材加工中的违规操作,导致中草药中重金属和农药的残留超标,污染物混杂其中。中医药行业衰退,除了中医"后

继无人"的问题外,"有医无药"——无真正的中草药原药也是一个根本性问题。植物干细胞培养技术可以保证从原产地获得的植株原药地道纯正、品质一流。例如,培养野山参植物干细胞一般必须选用 50 年以上的野山参作为种源,培养红豆杉干细胞必须选用千年以上的老树作为种源。

在干细胞培养中,由于采用大规模的工业化生产模式,对培养基可进行标准化选择和管理,避免了重金属、农药及其他有害物的污染。

在干细胞种源质量得到绝对保证的前提下,干细胞培养工艺的优化和条件选择,可以保证细胞培养产品中的次生代谢物即有效药物成分含量高、丰度足。加上植物干细胞中特有的生长素、稳定剂、分裂素和全能因子,使得干细胞培养物的药用和保健作用更加强大。

植物干细胞培养物有效成分可测可控,大规模工业化生产实施标准化作业,为我国中草药产业的现代化开辟了一条崭新的发展之路。植物干细胞培养技术免去了育种、培苗、灌溉、施肥、松土、除草、除虫、收割、采集、炮制等一系列环节,可以大量节约人工、土地和资金投入。实践证明,植物干细胞培养技术,可以大幅度降低中草药用药成本。

例如,一瓶 20 毫升的野山参干细胞浓缩培养液,其有效药用成分相当于 50 年以上的老山参。植物干细胞培养技术是一项具有颠覆性、革命性的高新技术,对于挽救中草药产业的下滑颓势,具有决定性和前瞻性战略意义。

二、中国"药食同源"产业"内循环"经济发展的政策分析

"药食同源"产业经济的基础之一,是充分利用康养产业经济的发展环境。研究认为,中国市场经济将采取双循环发展模式,"药食同源"就是中国内循环模式的新经济增长点。

(一)中国老龄化人口是"药食同源"市场的主要消费者

到 2025 年,全国 2 亿多老年人在等待医养产业惠及关注。

2020 年 5 月 17 日《中共中央　国务院关于新时代推进西部大开发形成新格局的指导意见》发布;2020 年 5 月 18 日《中共中央　国务

院关于新时代加快完善社会主义市场经济体制的意见》发布。两份文件的陆续发布,成为药食同源市场经济与政府康养产业发展的重大利好的政策保障。

2020 年以来,国民经济受疫情风险的影响面积广,刺激经济发展的房地产红利已经过去,中国传统文化、"药食同源"产业、中药种植道地药材产业、民族特色食品产业,将成为新的朝阳产业。

党中央、国务院,首次将健康养生等服务业,作为地方重要的支柱产业,形成了重要的政策支持。

中共中央关于西部大开发的文件中明确指出,地方要"依托风景名胜区、边境旅游试验区等,大力发展旅游休闲、健康养生等服务业,打造区域重要支柱产业"。"药食同源"产业化,就是区域配套的重要产业项目。

(二)中国康养政策为区域经济转型"药食同源"产业奠定了基础

未来区域新经济发展的定位,主要是发展"药食同源"产业经济。将康养产业作为城市经济转型的重要方向,是国务院出台康养政策来适应内循环的基本工程。

未来康养产业就是区域经济的重要支柱产业。

中共中央颁布康养系列文件,重视医养产业发展的紧迫性、长远建设性,明确了新时代的健康中国的发展方向。

众所周知,西部地区地域辽阔,资源丰富,拥有较为优质的康养旅游资源,但由于交通等因素制约,除四川外,大多数省份仍未充分开发资源,产业的建设与发展较慢,并且以纯粹资源性康养为主导,区域康养产业发展差异较为明显。如今,政策的明确推进,将有利于加强西部康养资源的开发,有利于扩大内需,开拓新的市场,为经济发展提供新的支撑力量。

目前,中国主要的养老模式有居家养老、机构养老和社区养老。随着我国人均收入的大幅度提升,养老社区的需求量上升,医养产业项目及养老服务将大量释放。智慧型养老与传统"药食同源"健康食品将融合发展。

中国现有的从事养老服务的"药食同源"企业,经营范围涉及智能养老或者是智慧养老的有 490 多家,浙江、广东、安徽和江苏等省的智慧养老服务的相关"药食同源"企业数量最多。

康养产业的核心就是健康生活,养老是一个过程,是健康中国目标必须面对的重要问题。

康养食疗是个大产业,其目标客群有银发养老客群(70 岁以上老年人群)、养生保健客群(40 岁及以下中青年人群)、医疗康复客群(60 岁以上疾病人群)、美容康体客群(40 岁以上健康人群)。

调研分析显示,康养市场里集中老年人群和亚健康人群数量最大,需求多样、市场细分、产业产品外延,康养的消费群体将井喷式出现,这些康养人群对"药食同源"产品有需求。

研究分析表明,中国养老关联的服务"药食同源"企业在 5 年内将会出现 10 倍增长,随之,中国缺少的是配套设施与服务完善的康养机构,也就是说,在一个县域里满足 1 万人需要的养老床位在哪里?

如果缺少科学的医养综合体建设规划,康养项目的数量增多,也是无法满足需要的,成熟的医养管理运行团队是医养项目与药食同源产业化必需的。

(三)森林康养是"两山"理论转化服务国家战略的实体产业

森林康养产业是当代最具有实践性的、利国利民利企的朝阳产业。

2020 年,面对新冠疫情挑战,中国森林康养产业危中寻机,创新发展,实现了产业快速健康发展。

2020 年,中央一号文件提出,新编县乡级国土空间规划应安排不少于 10% 的建设用地指标,重点保障乡村产业发展用地。

中共中央、国务院《关于新时代推进西部大开发形成新格局的指导意见》提出,依托风景名胜区、边境旅游试验区等,大力发展旅游休闲、健康养生等服务业,打造区域重要支柱产业。

《中共中央关于制定国民经济和社会发展第十四个五年规划和二〇三五年远景目标的建议》提出了"全面推进健康中国建设"的重大

任务。推动生活性服务业向高品质和多样化升级,加快发展健康、养老、育幼、文化、旅游、体育、家政、物业等服务业,加强公益性、基础性服务业供给,是服务国家战略的实体产业的需要。

(四)中国发展森林康养产业的配套扶持政策分析

(1)政策材料:国家林业和草原局对发展森林康养产业提出新要求。森林康养产业兴林富农,潜力巨大,是林业践行"绿水青山就是金山银山"理念的重要途径。

国家林业和草原局高度重视森林康养产业发展,要求依托丰富的森林资源,大力发展森林旅游和森林康养产业,丰富和完善森林旅游和森林康养产品体系,推动森林旅游和森林康养转型升级。要抓好典型,弄清楚走什么路子、采取什么模式、用什么办法来抓好森林康养产业发展,为乡村振兴贡献力量。

(2)实践材料:响应党中央号召,积极为抗击新冠疫情做贡献。

响应党中央号召,积极倡议建设全国森林康养试点基地,为抗击新冠疫情进行实践。抗击新冠疫情,云南省腾冲恒益森林康养基地、湖北省武汉紫薇森林康养基地、河南省荥阳禅意五云山森林康养基地、江西省虔心小镇森林康养基地、湖北省昕泰森林康养基地等一批康养基地的投资单位、运营管理单位积极响应,捐款捐物,彰显了森林康养"药食同源"企业的社会责任和家国情怀。

2020年2月,中国林业产业联合会森林康养分会,发布《关于征集抗疫一线医务人员森林康养定点服务基地的通知》,为抗疫一线医务人员提供缓解身心压力的公益森林康养服务,各森林康养单位积极响应,经过评审,共遴选出来自全国25个省(区、市)共计124家单位作为公益定点服务基地,提供免费住宿房间共计4 132间,免费提供森林康养服务套餐共计8 610个,折合市场价值近千万元。

(3)价值材料:森林康养成为森林生态服务价值的重要表现形式,森林生态服务价值的重要表现形式在安徽、吉林、黑龙江、上海、陕西、山西、辽宁等省市陆续出现,陆续开展了森林生态系统服务与监测工作。

2020 年 3 月,《森林生态系统服务功能评估规范》国家标准正式发布。其中,辽宁省《森林、湿地、草地生态系统服务功能评估》显示,辽宁省森林生态系统服务功能价值为 5 123.5 亿元,其中森林康养价值394.63 亿元。

在中国森林资源核算研究项目专家咨询会上,森林生态服务价值核算课题研究成果显示,在各项服务功能价值量大小排序中,森林康养占比 11.99%,位列第四。位列前三的分别是生物多样性保护 28.06%、涵养水源 22.62%、净化大气环境 14.48%,科学论证了森林康养是实现"绿水青山就是金山银山"的有效途径。

(4)重视材料:国家级森林康养基地建设实现新突破。2020 年6 月,国家林业和草原局办公室、民政部办公厅、国家卫生健康委员会办公厅、国家中医药管理局办公室印发《关于公布国家森林康养基地(第一批)名单的通知》,公布了第一批 96 个国家森林康养基地。

2020 年 4 月,中国林业产业联合会发布了《关于开展申报 2020 年全国森林康养基地试点建设单位的通知》,开展第六批"全国森林康养试点建设单位"的申报工作。经过主管部门推荐、现场考察、专家审查、主管部门批准等程序,确定了山西省晋城市沁水县等 33 家单位为2020 年全国森林康养基地试点建设县(区、市),山西省朔州市应县下马峪乡等 48 家单位为 2020 年全国森林康养基地试点建设乡(镇)。北京市密云区太师屯镇仙居谷森林康养基地等 224 个单位为 2020 年全国森林康养基地试点建设单位,山西省晋城市沁水县樊村村森林康养人家等 61 家单位为中国森林康养人家。

目前,福建、贵州、四川、湖南、浙江、江西、河南、广东等都陆续开展了省级森林康养基地建设工作,森林康养事业如火如荼,蓬勃发展。

(5)案例材料:医养综合体项目在海南自贸区健康产业中的地位和作用。

2020 年 11 月 13—14 日,第五届中国森林康养产业发展大会在海南省海口市海南国际会议展览中心开幕。

会议期间,启动了"森林康养关爱女性健康行动""森林康养关爱青少年健康成长行动",并发布了《森林康养海口共识》。本次大会总结了全国森林康养产业发展的成效和经验,重点围绕后疫情时代森林康养事业的发展方向、跨界融合、产业赋能等议题展开讨论,为全国森林康养产业进一步发展指明了方向。

政策方面,森林康养在用地、纳入医保等方面迎来了新政策。

贵州省林业局、贵州省民政厅、贵州省卫生健康委员会、贵州省中医药管理局发布《关于推进森林康养产业发展的意见的通知》,对集中连片开展生态修复达到一定规模的经营主体,在符合国土空间规划和国土空间用途管制要求,依法办理建设用地审批手续,坚持节约用地的前提下,允许利用1%~3%治理面积从事康养产业开发。

福建省《关于加快推进森林康养产业发展的意见》提出,支持各地依法将取得《医疗机构执业许可证》的以康复医疗为主的森林康养机构纳入医保定点,属于医保范围内的医疗费用按规定予以支付。

贵州省十五部门,联合发布《〈关于加快推进医疗健康服务和养老服务融合发展的实施方案〉的通知》,提出鼓励经过上级医院诊治转入康复治疗的老年人自愿到医养结合机构、康养中心、森林康养基地进行康复治疗,签约医疗卫生机构要在服务资源、合作机制等方面予以积极支持,合规性治疗项目纳入医保报销范围。

森林康养产业标准化工作进一步完善,森林康养基地国家四项团体标准发布。

中国林业产业联合会森林康养分会提出、国家林业和草原局调查规划设计院等单位牵头起草编制的《国家级森林康养基地标准》《国家级森林康养基地认定办法》《国家级森林康养基地认定实施规则》《森林康养基地命名办法》四项国家团体标准正式发布。

2020年,国家林业和草原局发改司、贵州省林业局、河南省林业局、江西省林业局等单位陆续举办森林康养相关培训班,有效推动专业从业人员培养。中国林业产业联合会森林康养分会、国家林业和草原局森林康养国家创新联盟首次举办初级森林康养指导师专项培训班。同时,《森林康养指导师教材(征求意见稿)》首次亮相,开辟了森林康养从业人才职业化的道路。

森林康养产业发展格局基本形成,不断呈现健康发展的产业经济效益。

康养与科研教育形式融合发展,森林康养目前初步形成了慢病康复型、亚健康调理型、休闲旅居型、健康养老型、运动康养型、寓教于康的自然教育型等专业化业态。

据不完全统计,2019年全国森林康养基地建设(含全域森林康养县、市、区)累计投资总额达1.25万亿元,2019年全国森林康养基地(含全域森林康养县、市、区)接待客流量3.77亿人次。有效带动了社会资本进入,促进了山区林区建设,为乡村振兴、生态建设和"药食同源"产业发展注入了强大活力。

2020年以来,受疫情影响,康养旅游作为新兴旅游产品,越来越受欢迎。康养与健康食疗旅游,将成为世界上绝佳的"药食同源"与医疗健康旅游产业。目前,世界上有超过100个国家和地区,研究如何开展康养式"药食同源"产业化发展模式。

2013年,全球健康旅游产业规模约为4 386亿美元,占全球旅游产业总体规模经济的14%。

2017年,全球健康旅游产业规模约为6 785亿美元,占世界旅游收入的16%。

2019年12月,大健康中国研究数据显示,中国"药食同源"产业发展的规模达到了3万亿元,位居全球首位。

调研分析表明,2021年,中国"药食同源"产业预计规模将超过7万亿元。

随着中国老龄化时代的到来,预计2025年"药食同源"与康养旅游项目实现快速融合发展,成为全世界最大的资源消费市场,中国社会科学院社会发展研究中心调研组分析预计,中国"药食同源"产业规模将超过10万亿元。

三、中国"药食同源"产业"外循环"经济发展的保障分析

"药食同源"与康养产业,是中国在 2035 年实现文化强国的目标之一。以"药食同源"为基础的内循环经济,将带动复合型的康养经济,集合新型康养旅游产业,融合个体性度假产业,形成以"药食同源"产业为基础的康养产业,将在《健康中国 2030》《取消和减少阻碍民间投资进入康养、养老等领域的附加条件》《关于开展健康城市健康村镇建设的指导意见》《林业发展"十三五"规划》《中国生态文化发展纲要(2016—2020 年)》《关于大力推进森林体验和森林养生发展的通知》等一系列宏观政策的鼓励下,实践建设,并形成外循环经济的基础保障。

(一)中国"药食同源"企业的外循环市场地位

中国"药食同源"企业,面临着国际与国内两个市场的竞争,而且竞争日益激烈。中国"药食同源"企业,要在激烈的外循环市场竞争中,掌握市场的话语权、主动权、长久地保持不败的地位,必须找准其目标市场及客户,进而全面、有效、尽心尽力地提供优质的产品与服务,满足外循环市场和客户的需要。

"药食同源"企业,要在外循环的市场竞争环境中生存与发展,就必须全面地与康养项目融合,掌握医养综合体项目与本行业有关的发展信息,成为"药食同源"产品融合发展决策的基础条件。

"药食同源"产业研究和康养战略产业实施,是健康中国发展的重要外循环经济产业,具有重要的外循环战略地位。

中国社会科学院社会发展研究中心、吉林生物研究院、上海浦江健康科学研究院的专家,联合开展"药食同源"产业化研究和产业化实施研究,分析全国"药食同源"市场,了解企业动态,分析外循环产业发展趋势,掌握外循环"药食同源"产业发展途径。采取全面系统的、实用高效的战略,促进"药食同源"企业的经营、发展与壮大。

在外循环经济市场中,进行同类型的市场调研分析,必须通过中国国家统计局、国家海关总署、相关行业协会、国内外相关报纸杂志公布的基础信息,以及专业型的研究单位等公布和提供的大量数据进行分析。

在进行研究分析的过程中,通过吉林生物研究院人参植物干细胞产业化工程项目应用案例,结合"药食同源"外循环市场竞争优势,综合采用企业工作桌面研究法、同行业访谈研究法、"药食同源"市场调查研究等多种研究方法。在大量应用临床数据基础上,分析中国"药食同源"企业发展的外循环优势,对中国旅居式、外国旅游康养业市场、度假方式等医养型的调研数据进行分析。

在上海、北京、海南、南京等城市中,有经验地选择调研医院、门诊部、康复医养机构等实践场所,并在深入调研和分析的基础上,对外循环"药食同源"产业化经济的市场细分进行了比较全面系统的梳理,并提炼出一套可落地实施的"药食同源"产业化意见。为外循环中国康养行业、"药食同源"企业经营者,以及投资该领域的投资者,提供产业化实施的决策参考依据。

(二)中国"药食同源"企业的外循环优势地位

"药食同源"企业的外循环地位,就是产业化经济发展地位,必须依靠真实的国际市场价值,才能做出满足国家需要的正确判断。

"药食同源"产业化是中国大健康工程之一,具有外循环经济的优势地位。研究过程中,需要辩证地去分析信息,需要大致判断信息来源的可靠性与真实性,特别是对于二手信息,其真实性,决定了合作利益的成败。

"药食同源"具有外循环优势地位,"药食同源"产业化研究,需要坚持全面价值意义原则。外循环信息搜集的全面性、分析过程与方法的全面性、研究考虑的内容全面性等,只有做到外循环价值信息的全面思考与地位分析,才能做出适宜外循环产业经济的可持续发展规划。

四、"药食同源"产业化是可持续发展的

"药食同源"产业化是可持续发展的,实质是满足市场客观需要与人群准确的食疗需要,是一项非常不容易的加工性质的产业化事业。

"药食同源"产业化具有悠久的历史文化逻辑关系,而且十分清晰,原因就是"药食同源"是人类生存的基本保证。按照这个逻辑顺序研

究,健康中国才是可持续发展的健康,才是恒久的可持续发展。必须是严格的中国中草药传统文化基础上的历史研究和逻辑顺序研究,否则就是学者不负责的资料堆砌,毫无应用价值。

"药食同源"产业化是在大健康中国的逻辑框架中,以人群食疗为支撑的基础上实现的,这是本课题组研究人员坚持研究的重要路径。

"药食同源"产业化,是新时代具有挑战的研究工作,健康中国的研究成果,不仅要经得起经验推敲,而且要具有检验的结论支持。"药食同源"产业化是药食一起作用,是人类文化历史经验积累,是可知的、人群食疗的结果,也是人的行为所产生的数据反映。

"药食同源"产业化需要临床数据,数据就是结果,要把人群食疗的研究成果向大众推荐,就是产业化的优势作用由小变大,下游产业向上游产业的健康发展,这是"药食同源"产业化满足人群需要的逻辑顺序的基础原则。

(一)"药食同源"的历史

"药食同源"在《黄帝内经》、历史上的名医技术传承中,早有记载并传承至今。

西晋王叔和编撰的《脉经》全书共十卷,九十七篇。这是我国医学史上现存第一部有关脉学的专书,是公元三世纪以前我国有关脉学知识的一次人体健康经验总结。

《针灸甲乙经》,也称《黄帝甲乙经》(《隋书·经籍志》)、《黄帝三部针灸经》(《新唐书,艺文志》等)。

东晋葛洪所著的《肘后备急方》,原名《肘后救卒》,计三卷。今本《肘后备急方》共八卷,其内容主要是一些常见病的简便疗法,包括内服方剂、外用、推拿按摩、灸法、正骨等一些十分实用的内容。

《名医别录》,原书已遗失,后世的《大观本草》《政和本草》中有此巨著内容。

"药食同源"物质最早在《本草经集注》中有记载,"药食同源"中草药的物质基本存在。该书是南朝梁时代的陶弘景,根据《神农本草经》《名医别录》的内容各365种,共730种编撰而成,也是本时期本草发展史上的一项重大成就。

《本草经集注》存有两种残卷,一是出土于敦煌石窟的残卷,二是出土于吐鲁番的残卷。

还有《刘涓子鬼遗方》,据说是晋末的刘涓子在丹阳郊外巧遇"黄父鬼"时所遗留的一部外科方面的专著,又称《神仙遗论》。

最为珍贵的就是流传至今的医学史料、实用的方剂方法,有不少医学史上的重大发明发现,对今天的医疗实践具有重要的启示和实践作用。

(二)"药食同源"产业化是可持续发展的

"药食同源"产业化是可持续发展的。吉林生物研究院、九九杜仲集团公司、亳州华仲金叶公司都是将"药食同源"物质转化为食疗产品的企业。这些企业是中国"药食同源"产业化的代表,也是实践者。这些企业共同的特质,就是对某一个中草药物质价值集中精力研究。对已有技术资料进行深入研究,寻找满足人群健康的依据和可持续加工生产的材料。根据技术应用实践的信息,再去验证食疗过程。用人群临床观察的数据进行严格的记录对比、分析和检验。

"药食同源"可持续发展需要这种方法,其方法的优点就是安全、有效、省时、省力。这种方法的缺点就是只有单一材料,不能主动地去提出关联技术问题并解决其他问题。"药食同源"产业化是可持续发展的,需要不断创新实践。

(三)"药食同源"食疗产品是满足人群健康需要的经济食品

满足人群健康需要,满足人群对"药食同源"产品的持续关注,并在生活中可购买食用,需要满足生产需要,也需要满足临床观察实验需要。

"药食同源"产业化是一项技术应用研究,也是传统中医科学研究中的一个常用的方法。人参植物干细胞技术的应用,就是人参植物干细胞技术的产业化。通过抽样调查、实地调研、深度访谈等形式,对使用"药食同源"产品的人群开展问卷调查和访谈,获得"药食同源"产品的重要信息,进行研究分析。

吉林生物研究院在开发"药食同源"产业化食疗产品方面,对国家卫健委公布的"药食同源"物质进行了数据分析。通过技术研究,获得植物干细胞技术的最新资料和信息,对中医药研究生物干细胞技术提供可行性方案。

五、"药食同源"企业将是新时代经济发展的新型产业

(一)药食同源企业生存的重要性

吉林生物研究院人参植物干细胞技术与应用产品,在国内人群的市场策略是"药食同源"企业经营发展的战略需要。这是"药食同源"企业必须高度重视的生存基础。

市场机会是指市场上客观存在的未被满足或未被充分满足的消费需求。通过市场细分,"药食同源"企业可以对每一个细分市场的购买潜力、满足程度、竞争情况等进行分析,从而进一步发现哪些消费群体的哪些需求还没有得到满足或没有得到充分满足。在满足程度较低的市场部分,就可能存在着最好的市场机会。抓住这样的市场机会,结合"药食同源"企业自身条件,设计出最佳的营销决策,进行必要的产品技术储备,掌握产品更新换代的主动权,开拓新市场,以更好适应市场的需要。

(二)"药食同源"企业必须掌握双循环市场细分规则

经过细分后的市场变得小而具体,细分市场的规模、特点显而易见,"药食同源"企业可增强市场调研的针对性,切实了解细分市场消费需求的变化趋势,分析其潜在需要。根据细分市场消费者的具体特点,"药食同源"企业可以发展新产品,开拓新市场,满足其潜在的需求。

人们在同一地理条件、社会环境和文化背景下形成具有相似的人生观、价值观的文化群体,他们拥有基本一致的消费习惯和需求特点。市场细分的必要条件之一就是消费者需求的绝对差异性,而消费者需求的相对同质性则使得市场细分有了实现的可能性,"药食同源"企业在锁定目标消费群后,才能更好地定位目标市场,以便生产出适销对路的产品。

（三）双循环市场细分有利于提高"药食同源"企业的竞争能力

通过细分后，"药食同源"企业可以以具有明显市场特征的消费者的需求为出发点，使细分市场里的消费者的需求得到极大的满足。"药食同源"企业也可以根据自己目标市场的需求，生产出既可以增加各项收入，又可以满足市场要求的适销对路的产品。适销对路的"药食同源"产品既可以提高流通速度，又可以加大生产投入量，从而加大加工批量，以此提高企业的经济效益，提高产品质量，降低产品各个环节上的成本，企业也因此获得更高的盈利，从而提高在目标市场上的竞争能力。

（四）吉林生物研究院利用自身资源开发系列产品

"药食同源"旅游经济是本课题组提出的新型旅游经济业态。为了实现区域经济或者赢得局部市场的价值优势，吉林生物研究院开发"药食同源"产品，集中人力、财力、物力和资源，选择了适合自己发展的市场资源，开发出适合市场需求、适合消费者的"药食同源"旅游经济产品，形成新的产业市场。

吉林生物研究院首先根据自己的资源条件和技术能力，评估 87 种药食同源物质，以及国家卫健委陆续公布的物质目录，结合市场细分原则，选择植物干细胞市场，进行高质量集团化管理开发。

通过调研分析，确定了药食同源战略市场，并依据药食同源物质名单可以开发干细胞物质资源，进行市场细分。

吉林生物研究院采取人群与植物干细胞相结合的目标市场战略，以满足人群对食疗的需要，探索在"药食同源"市场中建立竞争机制。

吉林生物研究院是以开发人参食品新资源原料为主要盈利和探索路径的企业，机制与价值发展战略均具备了中国传统中药材文化发展的竞争力。

六、中国"药食同源"研究集刊话语权建设与国家智库平台合作论坛的意义

每年一届的中国"药食同源"研究集刊与国家智库平台合作论坛，

给"药食同源"产业提供了交流平台,这是中国实现双循环经济市场与竞争优势环境的价值因素所决定的。

中国经济需要双循环市场及竞争环境,研究分析"药食同源"企业现状、产品市场需求、市场增长速度、竞争态势、技术发展、消费者影响因素等各方面条件,发展"药食同源"产业经济,是每年举办一届的"药食同源"国家智库平台合作论坛的重要环节。

(一)循环经济环境中旅居康养食疗养生人群的喜好分析

"药食同源"旅游经济是新型旅游产业经济业态。

作为中国双循环经济发展的新的养老方式,"药食同源"旅游经济成为新型的产业业态。无论在中国还是在国外,"药食同源"食疗养老＋旅游旅居,已经成为一种生活的方式,被人们接受并融入大众的旅游、生活、娱乐等生活中。这种品质生活不仅能提高老年人生活的品质,还能提高大众参与旅游经济的认识与体验度。

中国"药食同源"旅游经济,推动活力健康新时代。传统的旅游产品和养老模式,已经无法满足大众的食疗休闲养生、丰富精神生活、参与旅游经济需求。"药食同源"旅游经济与养老旅居的活动方式,将成为未来的主要经济增长点。

(二)"药食同源"食疗产品应用市场现状

"药食同源"旅游经济是中国经济的新亮点。"药食同源"产业成为具有巨大市场潜力的新兴产业。从发展趋势来看,支撑"药食同源"产业发展的因素有三个。

一是人口老龄化与区域环境污染,提高了大众的保健、医疗需求意识。

二是大众居民的"药食同源"健康意识提升,扩大了医疗保健支出。

三是国家政策不断推进健康中国建设,医养综合体建设与"药食同源"产业化均快速发展。

这三大因素是推动"药食同源"产业可持续发展的动力。养老旅游作为"药食同源"旅游经济产业中的重要资源,拥有可持续的良好发展的市场环境。

自2021年起,中国人口老龄化的快速发展和物质生活水平的提高是必然的过程。人们对"药食同源"食疗带来的健康需要日益增加,而单纯的养生生活方式,已经不能满足人们对高品质生活质量的需要。传统中国养老模式,也不能满足具备健康活力型的、老年人需求的多元化养老方式。

"药食同源"旅游经济的时代来临,为"药食同源"食疗产品应用提供了机会。

(三)中国"药食同源"研究话语权建设,是食疗产品双循环应用市场的长期建设模式

医养综合体是以自然资源为主的,为老年群体提供"药食同源"旅游服务的,同时满足不同年龄阶段需要的新型经济方式;是带动文化产业、旅游经济和相关产业共同发展的新型途径。主要有以下五种模式。

(1)旅居海岸的候鸟式"药食同源"旅居康养(食疗养生)模式。旅居海岸的候鸟式"药食同源"旅居康养(食疗养生)人群,主要是候鸟式旅居方式,以康养食疗养生为主的人群。这些人群,也是"药食同源"食疗产品消费的人群。旅居海岸候鸟式人群,旅居方法为支付合理的交通费和房租费,重点在"药食同源"食疗养生方面投入消费成本。旅居海岸的候鸟式"药食同源"旅居康养(食疗养生)人群分为三类。

一是海南暖冬旅居康养食疗养生方式。冬季南方城市具有舒适的气候条件,去南方过冬逐渐成为北方老年群体的选择。以海南岛为主的冬季医养康养基地已经逐渐发展并形成特色。

二是秦皇岛以纳凉为主的夏季避暑旅居康养食疗养生方式。旅居者选择去夏季的北方滨海城市享受海边的清新空气和温度适宜的旅居环境。

三是以五指山、七仙岭、呀诺达、神玉岛及国内相关景区为目的地的养生方式。中国景区大而多,"药食同源"食疗产品应用范围也随之

广而大。自然滨海和温泉等自然生态资源,形成的山水疗养基地是"药食同源"食疗产品消费的大市场之一。

（2）旅居疗养式的康养和食疗养生模式。旅居疗养方法,是老年群体身体机能损失,对医疗护理的需求越来越依赖的典型方式。疗养式旅居康养食疗养生模式主要分为三类。

一是中医养生的旅居康养食疗养生模式。中医养生,是以旅居康养食疗养生为核心,以我国传统养生哲学为基础,开发中医诊疗室、中医理疗中心、药膳养老会所、中草药种植园等中医"药食同源"食疗产品应用消费项目。

二是西医护理的旅居康养食疗养生模式。西医护理旅居康养食疗养生模式,以西医疗养为核心,以大型医院雄厚的医疗资源和专业化的医疗服务为保证。

三是美食养生的旅居康养食疗养生方式。是指以食疗养生为核心,围绕我国丰富多彩的饮食文化,打造集养生药膳、素斋、绿色饮食、养生茶汤、地方养生膳食等,多种食疗康养饮食材料为一体的服务模式。

（3）道医宗教禅修旅居康养食疗养生模式。以国家政策为依据,符合国家政策法规,开发以道医馆、佛学院、山水禅寺、养心阁等为基础的多样化的宗教养生方式,整合"药食同源"食疗产品应用消费项目,更符合现代社会和未来老年群体对于宗教文化的需求。

（4）民俗田园式旅居康养食疗养生模式。民俗田园式旅居康养食疗养方式,是以民俗、农家乐、乡村绿色田园景观、乡村文化娱乐活动、特色乡村风情为主的消费模式。

（5）乡村与城市社区旅居康养食疗养生模式。乡村与城市社区式旅居康养食疗养生,通过构建包括医院、幼儿园、学区生活、老年住宅区、老年大学、购物中心、酒店和体育场等多种业态生活方式,形成比较长期的自我居家养老的模式。

"药食同源"食疗产品,不只服务于旅居养老人群的需求,也服务于旅游人群的消费需求。"药食同源"食疗产品,已经与养生保健和休闲度假相融合,要追求经济效益和社会文化效益的统一。

第二篇 人体干细胞与人参植物干细胞应用技术与区别分析

胡文臻 张凤华 吴孟华

2018年7月,经中国社会科学院哲学研究所批准,中国社会科学院社会发展研究中心与安徽省蒙城县人民政府、安徽省庄子研究会合作共建所地《庄学研究》智库建设平台。同时批准了社会发展中心邀请中国中医科学院中药研究所、上海健康医学院、上海浦江健康科学研究院、蒙城县人民医院、第二人民医院、县中医院专家(医生)临床观察"药食同源"产品"杜仲面系列",以及蒙城县人民政府和安徽省庄子研究会与复转军人创新企业"亳州华仲医药科技有限公司"合作研究中国"药食同源"。

2021年1—6月,吉林生物研究院向中国社会科学院社会发展研究中心申请列入中国"药食同源"集刊,开展应用研究。中心将此专业性研究合作课题推荐给了中医药类别的专家、植物干细胞专家和相关医疗专家,建议他们为应用中医药产品和食疗产品做出贡献。

为了充分调研和了解"人参植物干细胞"应用价值,中心中医药文化研究方向研究员、常务副主任胡文臻本着抢救中草药文化"药食同源"技术精华的责任与合作研究单位一起组建了由吉林生物研究院张凤华院长(医师)、上海浦江健康科学研究院常务院长吴孟华教授、兰州大学植物干细胞专家王家治教授、吉林生物研究院陈晓工程师组成的专业技术研究力量,开展"药食同源"应用对策和抢救性分析研究。

多年来,吉林生物研究院张凤华、陈晓企业科研团队,做了大量人参植物干细胞应用技术开发与医院临床实验研究,特别是在"药食同源"产业化方面,进行了食疗方向的分析研究。重点开发人参植物干细胞技术,并对人参植物干细胞技术应用进行了科学实验,获得了合法合规的生产许可证,企业成为科学技术应用示范单位。

一、人体干细胞研究

人体干细胞研究,是排在人类基因组测序和克隆技术之前的,可在未来治疗疑难疾病的创新性技术。

1999 年,美国《科学》杂志将干细胞研究列为世界十大科学成就的第一位,排在人类基因组测序和克隆技术之前。

中国干细胞研究的现状为,基础研究位居国际先进水平,临床试验研究技术较差,有待加快提升技术研究能力。

早在 20 世纪 60 年代,中国就开始了骨髓干细胞移植方面的研究,研究和应用最多的是造血干细胞。1992 年,我国内地第一个骨髓移植非亲属供者登记组在北京成立,"中华骨髓库"也正式接受捐赠。

2002 年,北京建立了脐带血干细胞库;2009 年,中国科学院的周琪教授等利用 iPS 细胞,通过四倍体囊胚注射技术成功培养了一只存活并具有繁殖能力的小鼠,从而在世界上首次证实了 iPS 细胞的全能性。

2010 年,中国科学院广州生物医药与健康研究院院长裴端卿课题组发现了利用维生素 C 可提高体细胞重编程效率。

2012 年 12 月 9 日,国际学术期刊《自然-方法》杂志在线发表了中国科学院广州生物医药与健康研究院院长裴端卿团队,利用病人尿液细胞在体外获得具有增殖能力和体内外分化能力的神经干细胞,这一成果在干细胞领域具有重要的价值。

2014 年 7 月 17 日,世界上第一例应用干细胞,结合再生材料修复子宫内膜技术诞生的婴儿,在南京呱呱坠地,见证了组织器官再生梦想的实现。

2015 年 1 月 16 日,中国科学院遗传与发育生物学研究所戴建武研究员,与中国武警医院成功合作了世界上第一例神经再生胶原支架结合间充质干细胞治疗脊髓损伤手术。

这些成绩,充分地证明了中国在世界干细胞科研领域具有的科技实力和未来的发展潜力。但是,与欧美科技发达国家相比,中国的干细胞研究在原始创新能力与标志性成果方面仍有一些差距,尤其是在干细胞临床试验和转化应用的核心技术方面尚有距离。

二、中国对人体干细胞研究的政策支持

中国对基础研究的支持力度一直很大,居于国际前列。2015 年 8 月 21 日,国家卫计委发布文件开启了中国干细胞临床试验研究的新局面。中国政府利用 973 计划、863 计划、国家自然科学基金等重大科学研究计划,优化整合干细胞研究资源,培养创新能力强的高水平科研队伍,促进了干细胞基础和临床前的研究及成果的产出。

2012 年 1 月 6 日,卫生部发布《关于开展干细胞临床研究和应用自查自纠工作的通知》,将在 2012 年 7 月 1 日前停止在治疗和临床试验中试用任何未经批准使用的干细胞,并停止接受新的干细胞项目申请,中国的干细胞研究此后趋于谨慎。

2015 年 3 月 27 日,国家卫生计生委、国家食品药品监管总局联合发布了《关于征求干细胞临床研究管理办法(试行)意见》,这一举措对干细胞三大政策,即《干细胞临床试验研究管理办法》《干细胞临床试验研究基地管理办法》和《干细胞制剂质量控制和临床前研究指导原则》及相关技术指南均有望较快落地,标志着我国干细胞领域自 2011 年末叫停后的放开,干细胞药物审批有望提速,干细胞临床研究与应用将更加活跃,干细胞产业特别是临床研究及治疗的产业化即将来临。

2015 年 8 月 21 日,国家卫生计生委、国家食品药品监督管理总局联合发布了《干细胞临床研究管理办法(试行)》,自文件发布之日起中国干细胞的临床试验研究呈现进一步健康规范发展的大好势头。

目前,国家设立了三大干细胞研究中心,包括科技部国家干细胞工

程技术研究中心、发改委细胞产品国家工程研究中心和湖南长沙人类胚胎干细胞国家工程研究中心。

这些中心和国家的重点科技支持,推动着中国干细胞基础和临床科研领域有能力、有实力在世界取得领跑地位。[①]

三、植物干细胞研究

胡玉欣、焦雨铃研究撰文指出,植物的形态建成主要依赖于胚后发育过程中生长点干细胞不断形成新的器官以及建立新的生长点。

因此,植物干细胞活性与功能的研究,是植物发育生物学研究的热点与难点。与动物干细胞类似,植物干细胞一方面自我维持,另一方面分化形成新的组织器官。

但植物干细胞存在于胚胎期形成的顶端分生组织,胚后形成的侧生分生组织及再生过程中体细胞命运转变所建立的新生长点。这些不同类型干细胞的形成与调控,共同决定了自然界中千姿百态的植物形态以及对生境的适应性,也决定了作物的株型和产量。植物干细胞的研究,还是农业生物技术,特别是组织培养技术和转基因技术的基础。因此,植物干细胞研究不仅是阐明植物可塑性的根本,也是现代农业生物技术的基础。

四、人参(植物)干细胞研究

彭彬、王朝丽、冯丽、王亚平发表在《中国细胞生物学学报》2011 年第 10 期的《人参皂苷 Rg1 调控神经干细胞衰老作用及机制探讨》的文章指出,用三丁基过氧化氢(t-BHP)构建神经干细胞(NSC)体外衰老模型,探讨人参皂苷 Rg1 延缓 NSC 衰老的作用及机制,为寻找延缓NSC 衰老新途径提供理论和实验依据。将从新生 SD 大鼠海马组织中分离纯化的第三代 NSC 随机分为五组。

---

① 资料均来自国家卫生计生委、国家食品药品监督管理总局网站,干细胞应用研究法规和媒体披露事件(见干细胞之家论坛)。

彭彬在人参皂苷 Rg1 延缓神经干细胞衰老作用及机理研究中,研究分析指出,干细胞衰老学说是迄今解释机体衰老机制的最新学说。随着对干细胞研究的深入,人们认识到干细胞并非是"长生不老"的细胞,所有衰老现象都反映出成体干细胞衰老的水平。

研究证明,随着年龄的增长,人或动物大脑内的神经发生率呈指数下降,其原因可能与神经干细胞(neural stem cells, NSCs)衰老导致的自我更新和多向分化能力衰退有关。

因此,深入研究 NSCs 衰老和延缓 NSCs 衰老的现代生物学机理,寻找重新激活 NSCs 的方法和调控它靶向分化对预防和治疗老年退行性疾病,有不可估量的价值。

人参作为中医临床"补气"药,已有 2 000 多年的应用历史。现代药理学研究证明,人参皂苷是人参的主要药效成分,具有广泛的药理作用,人参皂苷 Rg1 是重要的人参单体皂苷。

五、人参干细胞产品

人参干细胞,是科研过程中的中文简介说法,专业用语和科学层面讲,就是"人参皂苷 Rg1",即从天然人参提取精华并加工成医疗产品。其对人体中枢神经系统、心血管系统、免疫系统以及抗肿瘤方面都具有改善调节作用;是需要在医院医生指导下使用(食用)的产品,有的研究人员称其为新型的"药食同源"食疗产品。

调查研究分析认为,市场上讲的所谓的人参植物干细胞,就是从人参萃取出来的物质。人参植物干细胞的适用病症跟人参的适用病症是一样的。中医所讲的人参大补元气,补脾益肺,生津安神。主要用于体虚欲脱,肢冷脉微,脾虚食少,肺虚喘咳,津伤口渴,内热消渴,久病虚羸,惊悸失眠,阳痿宫冷;心力衰竭,心源性休克等病症。人体如果有什么不适症状,应尽早去医院咨询并接受诊治,如果需要人参皂苷 Rg1,即提取的人参精华,可以在医生指导下食用。

人参植物干细胞工程,应该称为"人参皂苷 Rg1"工程,或者说"天然人参提取精华"工程产品。这也是中国"药食同源"研究,需要向大众说明的地方。

从植物中提取干细胞是一种习惯用语,将植物"干细胞"理解为植物精华,是比较贴切的。这与人体干细胞技术是有区别的。

六、媒体对干细胞的报道

我们通过中央人民广播电台记者的专题报道来认识。

央广网 北京10月9日消息(记者覃勇) "在生命科学领域,中国科学家追赶发达国家的速度是最快的,现在中国生命科学研究已经有了非常强的实力,跟国际水平日益接近,在一些领域,比如干细胞领域,无论从理论研究还是技术转化已经处在世界前沿。"在昨天(8日)举行的2018世界生命科学大会(2018 World Life Science Conference,以下简称大会)新闻发布会上,中国科协生命科学学会联合体王小宁副秘书长这样表示。

他说,"华人科学家,尤其是来自中国大陆的科学家在生命科学研究领域的贡献最为突出。"去年,中国科协生命科学学会联合体对国内75家生命科学领域的重点实验室进行了验收和评估发现,科学院的很多实验室在研究实力上都可以跟德国马普研究所及世界上知名的实验室相媲美。

"虽然总体上,在生命科学领域,中国跟发达国家相比还存在一定差距,比如发达国家,将近一半的科技投入都集中在生命科学领域,我们无论从投入还是战略布局上跟发达国家都有差距。但是通过国家战略的调整及下一步部署,相信在不久的将来,中国在生命科学研究的一些领域有望处于引领地位,这是毫无疑问的。"王小宁说。(来源:中央人民广播电台央广网,2018年10月9日)

我们按照应用研究基础方法"资料分析、调查研究、实事求是、定性定量分析"等进行研究分析。

分析一:在科学大会上,中国细胞生物学学会名誉理事长裴钢指出:理论上讲,干细胞具有改变每个人的命运,改变整个人类社会的潜力。干细胞在一些疾病治疗上取得了效果,但是面临的最大问题是我们能不能把干细胞的基础研究及时有效地转化成临床结果,这是我们应该努力的方向。裴钢指出:令人欣喜的是,临床研究干细胞技术已经有所进展,在一些疾病的试验治疗上取得了不错的效果。

分析二:与会专家举出案例来说明干细胞技术应用成果,杨银学指出:"应用干细胞技术,已经使一些因车祸瘫痪的病人下地活动了,也就是说干细胞技术,能够治愈或者部分缓解由于脊髓截断导致的下肢运动障碍。干细胞分化成胰岛细胞之后,一部分早期糖尿病患者的病情逆转,恢复到正常状态了。干细胞技术对子宫内膜的修复等也有良好的效果。"

分析三:刘晓明指出,对于一些药物治疗和手术治疗,用传统医学方式没有办法解决的疾病,干细胞技术成为第三种选择。作为尝试,干细胞对于卵巢早衰、自身免疫性疾病的治疗效果比较明显,具有理想的安全性。

分析四:干细胞技术应用研究,国外技术与国内技术很接近,专家意见集中在国内干细胞基础研究,跟国外差距不大,但在临床研究上,双方差距就拉开了。主要原因是国内资本市场参与度低,基础研究与临床衔接配合不紧密,投资生产立即见经济效益的思想高于投资科研的想法。

结论一:干细胞研究已经成为国家创新的一个重要方向。2018 年,我国就有多个干细胞治疗临床研究项目,通过国家卫计委备案,其中不乏在全球首次开展的创新临床试验。

中国生物技术发展中心公布的国家重点研发计划,年度拟立项目中,"干细胞及转化研究"重点专项共计拟立项达 43 项,国家划拨经费总计 94 021 万元,其中获资助超过 2 000 万元的项目达 27 项。

结论二:干细胞研究,为解决器官移植提供了可能性。干细胞是一种未充分分化、尚未成熟的一类细胞。它们具有自我复制和分化的潜能,在一定条件下可以分化成机体内各种类型的多功能细胞,因此在医学界又被称为"万用细胞"。

简单讲,干细胞可以分化成人体内的任何一种体细胞。这些由干细胞再生的细胞在修复病变、缺损的组织器官中,发挥着不可或缺的作用。同时,在特殊环境条件下,可以发育形成新的组织或器官,是组织器官再生的种子细胞。

结论三:干细胞研究技术与人类健康生活的关系非常密切,它最直接的作用就是治疗疾病。现在,干细胞生物学的研究与应用几乎涉及所有生命科学和生物医学领域,成为国际医学前沿重点研究领域。干细胞技术给一些现有医疗手段无法治疗的疑难疾病带来了希望。中科院院士、国际干细胞组织中国代表周琪介绍指出:威胁人类健康的器官衰竭、心血管疾病、不孕不育、脊髓损伤、帕金森等疾病都可以运用干细胞来治疗。

器官移植是很多疾病的最后治疗手段,但目前面临的最大问题是器官来源不足。而干细胞的研究为解决这个难题提供了可能性。

作为一类具备超级分化潜能的多能性细胞,在特殊条件下,干细胞能够分化成肝细胞、肾细胞、肺细胞、心脏细胞不同类型的体细胞,最后通过组织工程手段构建相应的人体器官。

因此,干细胞理论的日臻完善和技术的迅猛发展,必将在疾病治疗和生物医药等领域产生划时代的成果,是对传统医疗手段和医疗观念的一场重大革命。

"未来,干细胞的基础研究转化到临床研究应用,一定能够解决我们现在无法治愈的很多疾病,干细胞的研究领域,可能会涉及人类所有的组织和器官,干细胞技术在临床的应用,会极大地造福人类,甚至可以延长人的寿命。"杨银学表示。

当前,干细胞和再生医学的研究已成为自然科学中最为引人注目的领域,世界上许多国家都在干细胞研究方面投入巨资。美国是干细胞研究的领先国家。参与研究的其他国家还有伊朗、韩国、澳大利亚、中国等。我国干细胞研究虽然起步晚,但发展迅猛,大有迎头赶超之势。干细胞基础研究位居世界前列,无论是在胚胎干细胞、成体干细胞,还是在诱导多能干细胞等研究方面,都具有世界水平。

"转化应用需要临床学科的大力支持,中国的基础研究发展非常好,但临床转化研究一直存在短板,很多干细胞技术还不能惠及患者。临床转化研究要以医生为主,研究人员为辅,两者要紧密合作,这样才能使更多的研究成果得到转化。"裴钢说。

目前,掌握干细胞知识的临床医生不多,加上本身工作量就很大,没有精力进行干细胞临床研究,是导致现在干细胞基础研究和临床研究脱节,转化成果较少的原因之一。

刘晓明说,希望下一步国家在政策上继续鼓励、资金上持续投入,撬动资本市场积极参与,使干细胞向产业化方向发展。同时,需要加大干细胞临床研究人才的培养以及对民众干细胞知识的宣传普及。

七、国家批准新增干细胞科研临床单位

根据中国医药生物技术协会官网披露信息,截至 2020 年 11 月,干细胞临床研究备案机构增至 111 家,备案项目达 100 个。

(一)新增三个干细胞临床研究备案机构

机构名称:①武汉市传染病医院。②四川省人民医院。③西安高新医院。

(二)新增 13 个干细胞临床研究备案项目

1. 机构名称:广东省人民医院

项目名称:脐带血巨核系祖细胞注射液防治急性白血病化疗后血小板减少症的随机、双盲、安慰剂平行对照临床试验

2. 机构名称:江苏省人民医院

项目名称:人羊膜间充质干细胞改善卵巢功能减退女性生育结局的临床研究

3. 机构名称:上海市第十人民医院

项目名称:脐带间充质干细胞治疗重度慢性放射性肠炎有效性的观察性研究

4. 机构名称：福建医科大学附属协和医院

项目名称：脐带间充质干细胞治疗激素耐药的重度急性移植物抗宿主病的临床研究

5. 机构名称：四川省人民医院

项目名称：脐带间充质干细胞移植治疗乙肝后终末期肝硬化的单中心、前瞻性临床研究

6. 机构名称：西安高新医院

项目名称：脐带间充质干细胞治疗糖皮质激素耐药的慢性广泛性皮肤移植物抗宿主病的临床研究

7. 机构名称：中山大学孙逸仙纪念医院

项目名称：人脐带间充质干细胞治疗膝关节骨性关节炎的随机、双盲、对照临床研究

8. 机构名称：上海交通大学医学院附属仁济医院

项目名称：评价脐带间充质干细胞（BL173-hUMSCs）治疗膝骨关节炎的安全性、有效性的多中心、随机、双盲临床研究

9. 机构名称：上海市第一人民医院

项目名称：脐带间充质干细胞治疗乙型肝炎相关性肝硬化失代偿期患者的探索性临床试验

10. 机构名称：云南省肿瘤医院

项目名称：胎盘间充质干细胞凝胶治疗放射性皮肤损伤临床研究

11. 机构名称：武汉大学人民医院

项目名称：牙髓间充质干细胞治疗新型冠状病毒所致重症肺炎的临床研究

12. 机构名称：武汉大学人民医院

项目名称：宫血干细胞治疗 2019-nCoV 病毒导致的重度急性肺损伤的安全性和有效性临床研究

13. 机构名称：武汉市传染病医院

项目名称：CAStem 细胞药物治疗重型新冠肺炎研究

通过上述备案不难看出，我国干细胞临床研究已经进入快速发展

期。除了脐带血的临床研究与应用,在这次新增备案项目中间充质干细胞的临床研究新增多个,以及干细胞对治疗新型冠状病毒的临床研究也在新增备案项目之中。

干细胞临床研究备案的增多,也为未来干细胞技术在应用层面提供了更多可能性与科学支持。未来的时代是细胞治疗时代。[①]

八、2021年11月干细胞行业政策信息

(一)深圳特区拟先行先试国际前沿医疗技术

《深圳经济特区社会建设条例(草案征求意见稿)》(以下简称《草案征求意见稿》)在深圳市人大常委会网站上公开征求意见。

《草案征求意见稿》明确提出:第三十二条【国际医学交流】市卫生健康部门、市场监督管理部门应当建立与国际接轨的医学人才培养、医院评审认证标准体系,放宽境外医师到本市执业限制,先行先试国际前沿医疗技术。

(二)国内已有保险公司将CAR-T细胞治疗纳入抗癌特种药品目录

平安保险在7月14号就发布了《平安特定药品费用医疗保险》,在基础药品清单原18种药品目录基础上,免费增加CAR-T治疗,让价格昂贵的细胞治疗也能惠及大众。

据平安健康有关负责人介绍,药保(升级版)抗癌特药保障计划广覆盖肺癌、乳腺癌、白血病、肝癌等特药种类,保费每年17元起,最高可报销200万元。

对于CAR-T疗法的费用问题,医疗支付模式十分重要。如果未来能够纳入医保或者是有更多的保险覆盖,患者的负担也就能够大大减轻。

---

① 信息来源:中国医药生物技术协会。

（三）2021 年我国干细胞治疗再添一项专家共识

干细胞移植规范化治疗肝硬化失代偿的专家共识（2021）正式发布。

2005 年，德国学者首次将干细胞用于肝病治疗，证实干细胞可以促进肝脏再生。随后，国内外学者进行了大量干细胞移植治疗肝脏疾病的临床探索研究。

2014 年，中华医学会医学工程学分会干细胞工程学组发布了我国第一个干细胞移植规范化治疗失代偿期肝硬化的专家共识。

共识发布以来，干细胞移植治疗失代偿期肝硬化的临床证据不断积累。国家卫生健康委员会和国家药品监督管理局也陆续颁布了有关干细胞临床研究的指导政策，以规范并促进干细胞治疗临床研究及转化应用。

为了进一步规范化、科学化和标准化我国干细胞移植治疗失代偿期肝硬化的临床研究，中华医学会医学工程学分会干细胞工程学组组织有关专家对干细胞移植规范化治疗失代偿期肝硬化进行论证，更新共识，以期对今后的干细胞移植治疗失代偿肝硬化的临床工作提供参考和指导。

（四）接近 5 年随访证实：间充质干细胞对慢性膝关节疼痛有显著疗效

发表于《干细胞转化医学》的一项研究证实了干细胞治疗骨关节炎引起的膝关节疼痛的巨大潜力。通过为期 5 年的随访，验证了自体间充质干细胞（MSCs）移植治疗慢性膝关节疼痛的安全性与有效性。

该项研究由日本多家机构参与，招募了 10 名患者，将他们自身的间充质干细胞移植到损伤的膝关节中，然后在接下来的 5 年里进行了核磁共振成像随访。图像显示，移植三年后，患者膝盖半月板上的损伤愈合了，疼痛也显著缓解。

（五）发现 CAR-T 细胞实体瘤治疗新策略

中山大学孙逸仙纪念医院李劲松教授和范松副教授团队在国际知

名肿瘤学杂志 *Clinical Cancer Research* 发表论文，该研究发现组蛋白去乙酰化酶抑制剂 Vorinostat(SAHA) 与 B_7-H_3·CAR-T 细胞具有很强的协同作用，能明显增强 B_7-H_3·CAR-T 细胞对多种实体瘤的杀伤效果。

《干细胞转化医学》主编、维克森林再生医学研究所主任安东尼·阿塔拉(Anthony Atala)针对这项研究进行了评论：这项研究凸显了患者自身干细胞有治愈膝盖软骨损伤与疼痛的能力。这些结果表明，一种潜在的方法可能会逆转骨关节炎患者的病变，并显著降低疼痛。我们期待这项研究的继续，以进一步证明临床疗效。

（六）干细胞技术写入北京市"十四五"发展规划

8 月 18 日，北京市人民政府发布印发《北京市"十四五"时期高精尖产业发展规划》（以下简称《规划》）的通知。

《规划》中明确提出：

①加快间充质干细胞、CAR-T（嵌合抗原受体 T 细胞治疗）、溶瘤病毒产品、非病毒载体基因治疗产品研制。

②加速研发治疗恶性肿瘤、心血管病等重大疾病的创新药，发展首仿药和高端仿制药。

③持续推进中医药经典名方、制剂工艺和新剂型开发。

④支持特殊人群临床短缺药物、高端制剂和给药系统的研发及产业化。

⑤推动疫苗新品种产业化生产基地、大分子抗体药物生产基地、大分子生物药 CDMO 平台等重大项目建设。

（七）《自然》重磅：免疫细胞衰老会加速全身衰老

《自然》杂志重磅信息：免疫细胞衰老可加速全身衰老，免疫细胞年轻则可延缓衰老。

2021 年 5 月，美国明尼苏达大学的研究人员在国际顶尖学术期刊《自然》上发布一项重磅成果：免疫系统的衰老会导致实体器官衰老。

研究人员发现，尽管随着年龄增长，体内各处都会堆积衰老细胞，但衰老的免疫细胞最为危险,是加速全身老化的"主力"选手。

因此,有针对性地清除或改变这类细胞,是逆转衰老、延长寿命的成功关键。这一发现为开发抗衰老疗法提供了重要目标。

(八)江苏省政府办公厅《关于印发南京江北新区"十四五"发展规划的通知》

通知中提出,"十四五"时期,新区的地区生产总值年均增速力争达到两位数,居民人均可支配收入与经济增长保持基本同步;到2025年,新增集聚人口100万人,力争实现在国家级新区中争先进位;展望2035年,率先建成具有强大竞争力、创新力、影响力的现代化新区。

其中明确:

(1)构建"医药研教康养"产业生态圈。以基因技术和细胞治疗为主攻方向,坚持健康服务与生物医药"双轮驱动",集聚全球产业资源及创新要素,发展"高端医疗+健康养老+医教研"一体化模式,促进"医药研教康养"融合发展,实现医药结合、医研结合、医教结合、医康养结合,构建全生命周期健康服务体系。

(2)打造生物医药创新基地。组织开展靶向药物、抗体药物、疾病模型、药物筛选、一致性评价等关键技术研究,深化重大新药创制国家重大专项成果转移转化。

重点发展高选择性小分子靶向药等化学创新药,支持原创药研发、产业化和参与国内外竞争。加快发展生物药,加强中医药及健康产品新技术、新工艺、新制剂研发应用。

依托新材料科技园,向合同研发生产、精细原辅料、制剂研发方向延伸。加快引进体外诊断产品、医用高值耗材、医用装备和家用医疗器械研发企业。

鼓励基因芯片、基因编辑、干细胞等生物医学技术研究和应用。支持建设生物医药研发特区,深化生物医药集中监管和公共服务平台建设,完善生物制品快速通关机制,探索建立创新药临床前实验中心,实施优先伦理审查、优先临床试验。

九、国内外干细胞技术应用发展

(一)国际方面干细胞资料分析

由于干细胞具有的高度自我更新、增殖和多向分化潜能、可植入性和具备重建能力等特征,在再生医学领域具有不可估量的医学价值和诱人的应用前景,为许多重大疾病的有效治疗提供了新的思路和工具,干细胞技术在临床医学上的应用大致有四个方向:系统重建、细胞替代治疗、组织工程和基因治疗。

资料分析,应用最成熟的是利用造血干细胞移植进行造血和免疫系统的重建,同时随着干细胞基础技术的快速发展,其他干细胞应用如间充质干细胞、心肌干细胞、iPS 细胞等细胞替代治疗的相关临床研究也在逐渐开展,在部分领域取得了突破性的进展,但目前除造血干细胞外,大部分仍处于临床研究阶段,在大规模商业化应用之前仍需通过安全性和有效性的临床试验研究。

除了上述医学领域的应用外,干细胞还在系统生物学研究、发育生物学模型、新药开发与药效等基础研究领域、美容抗衰老等大健康领域有重大应用价值。如利用干细胞在体外培养并通过 3D 打印技术获得类器官对在进行器官发育、成熟和相关疾病的研究具有重要的应用意义。

随着干细胞基本原理和相关技术的成熟和更新,以及监管政策的不断转暖,各国已纷纷加快干细胞的临床研究,列入国家科技的战略必争领域。据统计,全球约近 100 个重要干细胞研究中心,美国和加拿大有 50 个先进中心,英国大约有 20 个,欧洲其他地区大约 25 个,亚太地区约 30 个中心,主要在韩国及日本。

资料分析,在国际干细胞研究领域,美国一直保持着绝对领先的地位,美国《时代周刊》早在世纪之初称干细胞研究是与人类基因组计划同等高度的新世纪最具有发展和应用前景的领域,美国一直大力支持包括成体干细胞在内的干细胞研究,FDA 至今已批准数百个干细胞临床应用研究,涉及多种严重难治性疾病,包括退行性神经病变、缺血性心脏病、小儿脑部损伤、心肌梗死等。

欧洲和亚洲国家也纷纷加快干细胞各个层次的研究,英国药品与保健产品监管局(MHRA)已许可针对视网膜黄斑变性开展干细胞人体治疗试验;以色列 Pluristem 公司最先宣布基于其人胎盘来源贴壁细胞专利技术,治疗重度下肢缺血症的药物 PLX-PAD 已在德国进入临床试验,韩国 ZF 在 2015 年干细胞研究年度经费已从 2011 年的 3 300 万美元提高到 9 800 万美元。

日本从 2000 年即启动的"千年世纪工程",将干细胞工程作为四大重点之一,并在诱导性多能干细胞(iPS)领域处于世界领先地位,并使其在日本和其他国家为 iPS 应用技术方法和思路获得专利保护。

印度药品管理局早先即批准了干细胞产品的第一个临床试验,评估干细胞产品能否使心肌梗死和重症肢体缺血患者受益。

根据美国国立卫生研究院管理的临床研究登记系统数据显示,截至 2016 年 5 月,全球登记的干细胞临床研究项目共 5 496 项,主要是成体干细胞临床试验,涉及血液病、肿瘤、神经系统疾病、心脏疾病、免疫系统疾病等领域,其中美国保持绝对领先的地位,德国、法国等欧洲国家紧随其后,在亚洲,中国、韩国、日本也是干细胞研究的热点地区。

(二)国内方面干细胞资料分析

借鉴国际干细胞研究经验,我国干细胞的临床研究也在蓬勃发展,科技部 973 计划、国家重大科学研究计划、863 计划、国家自然科学基金重大专项基金等皆相应给予干细胞研究大力支持,2015 年国家也启动了重点研发计划"干细胞与转化医学"重点专项试点工作,5 年内拟资助力度达 27 亿元人民币。

国内还设立了三大国家级的干细胞研究中心,包括科技部国家干细胞工程技术研究中心、发改委细胞产品国家工程研究中心,以及人类胚胎干细胞国家工程研究中心(长沙),多家主流医学院校都成立了专业的干细胞与再生医学研究机构。

在多项政策和产业红利下,我国在 iPS 和成体干细胞方面的基础及应用基础研究方面接近或达到国际先进水平,取得了一系列重要成果。

截至 2016 年 5 月,在美国临床试验注册平台,查询到中国干细胞临床试验 289 项,包括了间充质干细胞、造血干细胞、心肌干细胞等多项干细胞种类试验。①

其中,吉林生物研究院合作研究人参植物干细胞技术应用信息,已经在国内获得医院临床数据的再临床与实验,患者可以通过医院医生指导进行规范应用。

---

① 资料信息来源:中国医药生物技术协会。

分 报 告

第三篇 "药食同源"产业融合发展医养综合体产业

胡文臻　张凤华　吴孟华

中国"药食同源"研究话语权建设,是国家智库平台论坛的主要竞争力。

2021年1月以来,中国"药食同源"研究集刊课题组,对中国旅居康养食疗养生方式的多样化、"药食同源"产业化融合运营及消费盈利等进行调研,并着力推动项目建设的应用研究。

消费—盈利—消费的循环模式,是旅居康养人群建立在旅游经济产业、休闲产业、文化产业、健康产业及养老产业基础之上的稳定消费经济;是以中国传统的"药食同源"的养生理念及方法去解决中国养老问题的新型经济方式。

中国"药食同源"研究话语权建设,是实现中国双循环经济发展、实现"药食同源"旅游经济发展的国家智库建设工程。举办中国"药食同源"研究集刊国家智库平台高峰论坛,是保障"药食同源"产业化与"药食同源"企业实现目标的关键。

吉林生物研究院联合兰州大学历经数年积极开发人参干细胞产品。2021年3月,申请参与中国社会科学院社会发展研究中心跨学科应用研究课题组,该院计划提供科研经费,并开展长期合作研究、主办中国"药食同源"研究集刊,是共建"药食同源"国家智库平台合作研究的主要探索之一。

一、"药食同源"产业是长期性的研究课题

2021 年的中共中央一号文件明确要求大力发展乡村休闲旅游产业。要求充分发挥乡村各类物质与非物质资源富集的独特优势,利用"旅游＋""生态＋"等模式,推进农业、林业与旅游、教育、文化、康养等产业的深度融合,大力发展医养综合产业。

实施休闲农业和乡村旅游精品工程,建设一批设施完备、功能多样的休闲观光园区、森林人家、康养基地、乡村民宿、特色小镇。金融政策扶持中国老龄事业发展基金会、公益基金康养产业基金等万亿市场将伴随"药食同源"产业化进入双循环市场。

(一)产业基金投入

相关信息表明:14 只基金(南方、华夏、嘉实、广发、中银、博时、富国、万家、中欧、易方达、鹏华、银华、工银瑞信、泰达宏利等 14 家基金公司拿到了养老目标基金首批批文)未来会成为中国的养老目标基金。

(二)银行出台政策

农业银行:出台《养老服务行业信贷政策(2018 年制定)》(简称《政策》),对养老服务领域信贷业务发展加强分类指导和规范管理。这是农业银行首次针对养老服务行业出台专项信贷政策文件。

亚洲开发银行:国家发展改革委、财政部、亚洲开发银行三方达成一致,2018—2022 年,亚行会同其他发展伙伴筹集总额达 60 亿美元的一揽子支持,用于支持中方实施的乡村振兴战略。

国家开发银行:国家开发银行与发改委签署 1.5 万亿的协议,将用于农村康养产业建设。国内数据及人群定位,以老龄化人口数据为主要支持依据。

人口是国家与区域社会经济发展的基础,国家统计局最新发布的人口统计数据:2018 年末,我国 60 周岁及以上人口为 24 949 万人,占总人口的 17.9%,增加 859 万人;65 周岁及以上人口为 16 658 万人,占总人口的 11.9%,增加 827 万人。

按照国际惯例,60 岁以上人口占总人口的 10％以上,或 65 岁以上人口占总人口的 7％以上,即为老龄化社会。

据资料显示,中国的老龄化拥有两项世界第一:一是老龄人口数量世界第一;二是老龄化速度世界第一。

预计到 2025 年,我国 60 岁以上老人将达到 3 亿人,占比为 21％,65 岁以上老年人比例也将达到 13.7％,接近深度老龄化社会,我国将在 2027 年进入深度老龄化社会。

而世界卫生组织预测,2033 年前后中国老龄人口将翻番到 4 亿人,到 2050 年,中国将有 35％的人口超过 60 岁,成为世界上老龄化最严重的国家。

中国老龄化的现状问题与"药食同源"旅游经济研究,将长期共存并融合发展。

二、"药食同源"旅游经济产业具有重要应用价值

文化和旅游部数据中心的数据显示,2018 上半年,国内旅游人数达 28.26 亿人次,比上年同期增长 11.4％。中国公民出境旅游人数 7 131 万人次,比上年同期增长 15.0％,中国的旅游市场仍然保持了快速增长。

中国"药食同源"产业规模将近 10 万亿元,居全球第一位。"药食同源"产业要"立足全人群和全生命周期两个着力点,突出解决好妇女儿童、老年人、残疾人、低收入人群等重点人群的健康问题"。在大健康行业细分领域中,健康养老服务呈高速增长态势,"药食同源"产业化迎来了投资机会。

伴随中国社会加速的老龄化进程,中国"药食同源"产业与康养食疗产业消费规模正在逐渐形成。

三、中国"药食同源"产业化可持续发展的应用保障意义

国家与地方出台推进养老服务发展项目的系列政策,是"药食同源"产业化项目与开发食疗产品的可持续发展的基础保障。

吉林生物研究院在加快传统中医药产业发展过程中,重视学习和积极申请参与国家科研单位的应用研究工作。特别是在"药食同源"应用研究方面,继续进行长期观察检验,以及继续开展医院临床应用,将人参植物干细胞技术应用,列入中国"药食同源"研究集刊应用研究范围,列入推进中国养老服务发展的全过程。

如何将人参植物干细胞重大应用研究课题,与中国社会科学院社会发展研究中心跨学科应用研究"医养综合体""杜仲橡胶资源 A 类国家储备林"等建设项目融合、如何弘扬中国传统中医、中药材传统文化产业项目并进行研究推广,成为中心重大应用研究课题。

首先,研究分析国务院办公厅《关于推进养老服务发展的意见》文件精神,提出 6 个方面共 28 条具体政策措施。

其次,学习掌握国家相关部委明确的政策意见与"药食同源"企业融合发展。

最后,加快熟悉地方政府陆续出台的系列配套政策,这些都是人参等植物"药食同源"产业化的、经济发展的基础保障政策。

人参植物干细胞适宜人群,第一大群体就是老年人。只有保障了老年人的基本生活环境,人参植物干细胞等营养产品才能够配套地在医生指导下食用。

相关部委建设医养项目的政策依据是"药食同源"物质产业化融合发展的基础环境。"药食同源"物质产业化必须与养老健康产业挂钩,从事中草药产业化,必须明确了解国家各个部门项目建设的指导政策与管理制度。

(一)国土资源部

国土资源部《养老服务设施用地指导意见》指出,合理界定养老服务设施用地范围、依法确定养老服务设施土地用途和年期、规范编制养老服务设施供地计划、细化养老服务设施供地政策、鼓励租赁供应养老服务设施用地、实行养老服务设施用地分类管理、加强养老服务设施用地监管、鼓励盘活存量用地用于养老服务设施建设、利用集体建设用地兴办养老服务设施等问题分别做出了具体规定。

在养老服务设施用地规划计划方面,明确养老服务设施用地供应纳入国有建设用地供应计划。对闲置土地依法处置后由政府收回的,规划用途符合要求的,可优先用于养老服务设施用地,一并纳入国有建设用地供应计划。新建养老服务机构项目用地涉及新增建设用地,符合土地利用总体规划和城乡规划的,在土地利用年度计划指标中优先安排。

(二)住房城乡建设部、国土资源部、民政部等部门

住房城乡建设部、国土资源部、民政部等部门发布《关于加强养老服务设施规划建设工作的通知》,明确各地国土资源主管部门要将养老服务设施建设用地纳入土地利用总体规划和土地利用年度计划,按照住房开发与养老服务设施同步建设的要求,对养老服务设施建设用地依法及时办理供地和用地手续等。

(三)国土资源部、住房城乡建设部

国土资源部、住房城乡建设部发布《关于优化 2015 年住房及用地供应结构促进房地产市场平稳健康发展的通知》,对房地产供应明显偏多或在建房地产用地规模过大的市、县,明确国土资源主管部门、住房城乡建设、城乡规划主管部门可以根据市场状况,研究制订未开发房地产用地的用途转换方案,通过调整土地用途、规划条件,引导未开发房地产用地转型利用,用于国家支持的养老产业等项目用途的开发建设。这在推动地区房地产去库存的同时,为民营经济进入养老产业提供了新的机遇。

(四)卫健委、民政部、国土资源部等部门

卫健委、民政部、国土资源部等部门发布《关于推进医疗卫生与养老服务相结合的意见》,明确要求各级政府在土地利用总体规划和城乡规划中统筹考虑医养结合机构发展需要,做好用地规划布局。国土资源部门要切实保障医养结合机构的土地供应。

(五)民政部、发展改革委、国土资源部

民政部、发展改革委、国土资源部等部门发布《关于支持整合改造

闲置社会资源发展养老服务的通知》，明确鼓励盘活存量用地用于养老服务设施建设，切实缓解养老服务设施建设用地需求压力。

（六）卫健委、民政部、国土资源部等部门

卫健委、民政部、国土资源部等部门发布《关于印发"十三五"健康老龄化规划的通知》，明确提出要在土地供应、政策保障等方面对老年健康服务工作予以支持和倾斜。

（七）国土资源部

《2017年全国土地利用计划》进一步明确要求：土地利用计划要加大对养老、医疗、现代服务业和公益设施等民生社会事业项目的支持，对国家重点发展的民生社会事业项目用地予以充分保障。

《关于加快推进养老服务业放管服改革的通知》明确：要简化优化养老机构相关审批手续。对于新建养老机构或者利用已有建筑申请设立养老机构涉及办理不动产登记的，不动产登记机构要通过"首问负责""一站式服务"等举措，依法加快办理不动产登记手续，提供高效便捷的不动产登记服务，支持申请设立和建设养老机构。

四、配套政策支持养老服务设施用地监管分析

（1）国土资源部发布《养老服务设施用地指导意见》明确指出，加强养老服务设施用地监管，建设用地使用权不得分割转让和转租，不得改变规划土地用途。对于农村养老设施，规定农村集体经济组织可依法使用本集体所有土地，为本集体经济组织内部成员兴办非营利性养老服务设施等。

（2）民政部、国土资源部等部门联合印发的《关于推进城镇养老服务设施建设工作的通知》，要求各地国土资源等部门要加强对居家和社区养老服务设施项目规划、用地、建设和竣工验收等环节的监督。用于城镇养老服务设施建设的用地、用房，不得挪作他用。非经法定程序，不得改变养老服务设施建设的用途。严禁养老服务设施建设用地、用房改变用途、容积率等土地使用条件搞房地产开发等。

（3）卫健委、民政部、国土资源部等部门发布《关于推进医疗卫生与养老服务相结合的意见》明确指出，对营利性医养结合机构，应当以租赁、出让等有偿方式保障用地，养老机构设置医疗机构，可将在项目中配套建设医疗服务设施相关要求作为土地出让条件，并明确不得分割转让。依法需招标拍卖挂牌出让土地的，应当采取招标拍卖挂牌出让方式。

五、配套政策支持医养服务与床位建设政策分析

各地区法规以及康养补助政策，这是融合"药食同源"产业化发展的基本政策环境。只有充分了解了地方政府的配套政策，才能够开发"药食同源"产业化系列产品，融合养老群体营养消费，关注养老产业化项目建设，是"药食同源"产业化必须选择的正确途径。

（一）安徽

（1）政策依据，《合肥市社会养老服务体系建设实施办法》。

（2）资金使用条件。符合《安徽省社会办养老机构建设指导意见（试行）》所列各项要求，由企事业单位、集体组织、社会组织、慈善机构及个人等社会力量，以独资、合资、合作等形式兴办（含公建民营养老机构及公办养老机构改革改制后成立的法人机构），具备独立法人资格，并依法取得《安徽省养老机构设立许可证》的各类养老机构。

（3）资金补助标准、一次性建设补贴。新建、扩建（租赁经营）床位数 10 张以上、300 张以下的社会办养老机构（不包括公办养老机构、公建民营养老机构、老年医疗机构、老年住宅、老年社区等），正常运营1 年后，按每张床位 2 000 元给予一次性建设补贴；新建、扩建（租赁经营）床位数 300 张以上的社会办养老机构，正常运营 1 年后，按每张床位 5 000 元给予一次性建设补贴。

所需资金由市级财政承担。日常运营补贴：已建成 10 张床位以上、集中居住并投入运营的社会办养老机构（不包括公办养老机构、老年医疗机构、老年住宅、老年社区等）正常运营第 2 年起，经民政部门认定，按实际入住服务老年人数给予每张床位每年 2 400 元运营补贴。

(4)失能失智老人入住机构补贴。对具有合肥市户籍且入住合肥市社会办养老服务机构的失能失智老年人,按其失能失智程度,分别给予每年 1 200 元、2 400 元和 4 800 元的入住机构补贴,由第三方评估机构进行前置评估,确定补贴标准。[①]

(二)吉林

(1)政策依据:《长春市人民政府办公厅关于全面放开养老服务市场提升养老服务质量的实施意见》(长府办发〔2018〕53 号)。

(2)资金补助标准。将原非营利性养老机构一次性建设补贴、运营补贴合并为综合运营补贴。依法登记注册、符合条件的养老机构收住本市户籍老人,按照每人每月 260 元标准给予综合运营补贴(2014 年8 月 18 日以后取得设立许可的符合原一次性建设补贴条件的养老机构设立政策过渡期,过渡期内按照原每人每月 100 元、150 元、200 元的运营补贴标准执行,2022 年起执行新综合运营补贴标准)。对提供相同服务的营利性养老机构应享受与非营利性养老机构同等补贴政策。以上所需资金由市区财政各承担 50%。[②]

(三)辽宁

(1)资金补助标准。将营利性养老机构纳入补贴范围。根据新标准,每个区域性居家养老服务中心的建设补贴,由 50 万元调整到 60 万~100 万元;每个社区养老服务站的建设补贴,由 10 万元调整到 10 万~30 万元。

(2)在新增设的运营补贴和连锁补贴中,沈阳市对养老服务设施进行星级评定后,将根据结果给予区域性居家养老服务中心 5 万~13 万元、社区养老服务站 2 万~4 万元的运营补贴;对于连锁化、品牌化运营的社区居家养老服务设施,沈阳也将给予一次性补贴。[③]

---

① 资料来源,安徽省人民政府网站。
② 资料来源,吉林省人民政府网站。
③ 资料来源,辽宁省人民政府网站。

（四）河北

（1）政策依据:《石家庄市市级养老服务体系建设补助资金管理办法》(石财社〔2017〕44 号)。

（2）资金补助标准。对社会力量利用自有土地、划拨土地、租赁土地(期限不少于 10 年)新建或者通过自有房屋改建的非营利性养老机构,给予每张床位 4 000 元一次性建设补贴,并且首次规定对社会力量通过租赁房产(期限不少于 5 年)开办非营利性养老机构,给予每张床位 1 500 元的一次性建设补贴。

（3）对持续运营的社会办非营利性养老机构及工商注册的营利性养老机构,按照实际收入老人的数量,给予养老机构运营补贴。补贴标准为自理老人每人每月 100 元,半失能、失能老人每人每月 200 元。[①]

（五）内蒙古

（1）政策依据:《呼和浩特市民政局和呼和浩特市财政局关于申报 2018 年社会办养老机构床位运营补贴一次性建设补贴和责任保险补贴的通知》。

（2）资金使用条件。民办、公建民营养老机构申报床位运营、一次性建设补贴必须具备以下条件:取得《养老机构设立许可证》和《民办非"药食同源"企业单位登记证书》,符合《内蒙古自治区养老机构设立许可与管理办法》相关规定,并在市民政局、自治区民政厅登记备案,且正常运营、年累计入住 60 人次以上的民办、公建民营非营利性养老服务机构。

（3）资金补助标准。养老机构床位运营补贴标准:一至五级民办、公建民营养老机构补贴标准:按养老院实际入住人数,一级每床每月补贴 100 元(取得《养老机构设立许可证》即为一级);评定为二级每床每月补贴 150 元;评定为三级每床每月补贴 200 元;评定为四级每床每月补贴 250 元;评定为五级的养老机构每床每月补贴 300 元。养老机构

---

① 资料来源,河北省人民政府网站,百度网站。

一次性建设补贴标准：对于社会力量新建的非营利性养老机构，给予每张床位（含公共设施30平方米）5 000元的一次性建设补贴。对于社会力量购买闲置厂房、空置学校、私人房产进行维修改造开办非营利性养老机构的给予每张床位（含公共设施30平方米）2 000元的一次性修缮补贴。对于公建民营和租赁房产开办非营利性养老机构且租赁合同在5年以上的，给予每张床位（含公共设施30平方米）1 000元的一次性维修补贴。[①]

（六）山西

（1）政策依据：《太原市民办养老机构建设与运营补助资金管理暂行办法》。

（2）资金补助标准。对社会资本投资建设并形成产权的非营利性养老机构，按照每张床位9 000元的标准给予一次性建设补助；对社会资本投资建设未形成产权的非营利性养老机构，按照每张床位5 000元的标准给予一次性建设补助。建设补助额度最高不超过其登记注册资金的30%。对社会资本投资建设的非营利性养老机构，根据其收住老年人的实际运行床位，按自理、半自理、不能自理老人每月每张床位分别补助100元、150元、200元。

（3）对社会资本投资建设并形成产权的营利性养老机构，按照每张床位4 500元的标准给予一次性建设补助；对社会资本投资建设未形成产权的营利性养老机构，按照每张床位2 500元的标准给予一次性建设补助。

（4）对社会资本投资建设的营利性养老机构，运营补助参照非营利性养老机构运营补助标准减半执行。采用公建民营方式建设的养老机构，运营期间享受社会资本投资建设非营利性养老机构运营补助政策。[②]

---

① 资料来源，内蒙古自治区人民政府网站，百度网站。

② 资料来源，山西省人民政府网站，百度网站。

（七）黑龙江

（1）政策依据：《哈尔滨市加快推进养老服务业发展实施意见的实施细则》。

（2）资金使用条件。凡符合黑龙江省养老机构设立许可实施细则（黑发〔2014〕号）所规定的各项要求，持有哈尔滨市各区民政部门制定并颁发的《养老机构设立许可证》和民间组织管理局制发的《民办非药食同源企业单位登记证书》的社会办养老机构，均可申请使用哈尔滨市养老机构建设补助、运营补助和供养补助。

（3）资金补助标准。建成补助：对新建、自有房产改建或购买场所开办的养老服务机构，按相关规定经有关部门验收合格并取得合法从业资格，床位在 10 张以上 500 张以下（含 10 张和 500 张）的社会办非营利性养老服务机构，每张床位给予 10 000 元（含省补贴 2 000 元）的一次性建设补助；利用租赁房产（租用期限 5 年以上）开办的养老服务机构，每张床位给予 6 000 元（含省补贴 2 000 元）的一次性补助。运营补助：依据养老服务机构入住老人台账等相关资料，按每月实际入住老人数每人每床给予 100 元运营补助（含省补贴 50 元）。[①]

（八）河南

（1）政策依据：《郑州市资助民办养老机构实施办法》。

（2）资金使用条件。郑州市行政区域内，由企事业单位、社会组织、个人或其他社会力量投资兴办，依法取得《社会福利机构设置批准证书》（自 2014 年 7 月 1 日后为《养老机构设立许可证》，下同）和《民办非药食同源企业单位登记证书》的养老机构。

（3）资金补助标准。建设补贴标准：郑州市财政对市区内养老机构自建房屋新增床位数，按每张床位 3 000 元标准补贴（按照核定的床位数，每张床位每年补贴 1 000 元，三年内完成建设补贴的支付）；改建房屋新增床位按每张床位 2 000 元标准补贴（按照核定的新增床位数，每

---

① 资料来源，黑龙江省人民政府网站，百度网站。

张床位每年补贴 400 元,五年内完成建设补贴的支付)。市属县(市)建设补贴按以上标准,由市、县(市)财政各承担 50%。床位运营补贴标准:郑州市财政按照养老机构收住具有本市户籍、年满 60 周岁及以上老人数量,给予养老机构 150 元/(床·月)的床位运营补贴。各县(市、区)财政按照不低于 50 元/(床·月)标准对所属地养老机构配套补贴。①

(九)山东

(1)政策依据:《济南市加快发展养老服务业市级专项资金资助项目实施方案》。

(2)资金补助标准。养老机构方面,在省级财政资助基础上,对依托医疗机构改建、租赁房屋和征地立项建设的养老机构,每张床位分别资助 1 000 元、3 000 元和 4 000 元。

从 2014 年起,对入住养老机构的老年人,按自理、半自理和完全不能自理老年人分别按每人每年 360 元、600 元和 720 元的标准发放运营补助。县(市)区失能半失能老年人养护院建设方面,每处给予 100 万元的资金扶持,县(市)区级按 1∶1 比例配套资金支持。城市街道综合性养老服务设施建设方面,每处给予 20 万元的资金扶持,县(市)区级按 1∶1 比例配套资金支持。城市社区老年人日间照料中心建设方面,建筑面积达到部级标准,在享受省级补贴(按一、二、三类分别资助 25 万元、20 万元、15 万元)的基础上,市级按照 1∶1 比例配套相应补贴资金;建筑面积达到市级标准,每处补贴 7 万~10 万元,建成投入运营后,每年运营补贴 3 万元,县(市)区级按 1∶1 比例配套运营补贴资金。农村幸福院建设方面,在省、部级每处资助 6 万元的基础上,市级给予 3 万元资金资助,建成投入运营后,每年运营补贴 1 万元,县(市)区级按 1∶1 比例配套运营补贴资金。②

---

① 资料来源,河南省人民政府网站,百度网站。

② 资料来源,山东省人民政府网站、百度网站。

（十）四川

（1）政策依据：《关于加快养老服务业创新发展的实施意见》。

（2）资金补助标准。对新建并依法设立许可的社会化养老机构，属营利性的每张床位给予 10 000 元[市级财政承担 9 000 元、区（市）县财政承担 1 000 元]、属非营利性的每张床位给予 12 000 元[市级财政承担 10 000 元、区（市）县财政承担 2 000 元]的一次性建设补贴。

（3）对利用企业厂房、闲置学校、医疗卫生机构、商业设施等场所进行改建并依法设立许可的养老机构，属营利性的每张床位给予 5 000 元（由市级财政承担）、属非营利性的每张床位给予 6 000 元[市级财政承担 5 000 元、区（市）县财政承担 1 000 元]的一次性建设补贴。纳入区域性养老服务中心试点范围的敬老院，市级财政给予每张床位 5 000 元的一次性建设补贴。①

（十一）浙江

（1）政策依据：《杭州市民政局杭州市财政局关于做好养老机构市级财政资金补助工作的通知》（杭民发〔2014〕283 号）。

（2）资金补助标准。床位建设补助：对取得《养老机构设立许可证》并依法登记的社会办养老机构集中护养型床位给予建设补助。对上城区、下城区、江干区、拱墅区、西湖区、杭州高新开发区（滨江区）、杭州经济开发区、杭州西湖风景名胜区（以下简称主城区）用房自建的社会办非营利性养老机构的补助标准为每张床位 6 000 元，租赁用房的社会办非营利性养老机构的补助标准为每张床位 4 000 元，各主城区政府（管委会）按不低于市财政的补助标准给予配套补助；对萧山区、余杭区及五县（市）用房自建的社会办非营利性养老机构的补助标准为每张床位 3 000 元，租赁用房的社会办非营利性养老机构的补助标准为每张床位 2 500 元，萧山区、余杭区及五县（市）政府按不低于市财政的补助标准给予补助。社会办营利性养老机构按社会办非营利性养老机构补

---

① 资料来源，四川省人民政府网站。

助金额的 80％予以补助。[①]

（十二）湖南

（1）政策依据：《长沙市养老机构财政扶持资金管理实施细则》。

（2）资金补助标准。养老机构财政扶持资金分为两种，其中建设资金补贴范围是在长沙市行政区域内，经民政部门依法批准取得设立许可，主要为老年人提供住养、生活照料等服务活动的社会办养老机构；运营资金补贴范围是市级公办自收自支的养老福利机构、经民政部门依法批准取得设立许可的社会办养老机构，享受居家养老政府购买服务的老年人入住养老机构，其享有的政府购买服务可在养老机构使用。

建设补贴标准是，对 2015 年 1 月 1 日以后新建或扩建的社会办养老机构的新增床位，按每张床位一次性给予 10 000 元的建设补贴；对 2015 年 1 月 1 日以后改建的养老机构，按每张床位给予 5 000 元的建设补贴。

运营补贴标准是，公办民营和社会办养老机构收住本市户籍社会寄养老人，运营补贴按实际入住老人数每床每月补助 160 元。社会办养老机构经批准收住"三无""五保"老人的，区县（市）财政部门按公办养老机构标准全额补贴的基础上，上浮 10％。

《支持居家养老服务发展的若干政策（试行）》明确，支持建设城市社区居家养老服务中心。市级财政分别给予 AAAA、AAA 级城市社区居家养老服务中心（原一类、二类日间照料中心）10 万元、8 万元的一次性建设补贴，每年 5 万元、4 万元的运营补贴；分别给予 AA、A 级城市社区居家养老服务中心（原一类、二类居家养老服务中心）每年 3 万元、2 万元的运营补贴。区、县（市）级补贴标准应不低于市级。[②]

（十三）广东

（1）政策依据：《广州市民政局广州市财政局关于印发广州市民办

---

① 资料来源，浙江省人民政府网站。

② 资料来源，湖南省人民政府网站。

养老机构资助办法的通知》。

（2）资金使用条件。本办法适用于在本市依法取得《养老机构设立许可证》，由企事业单位、社会团体、个人或其他社会力量利用非财政资金举办，为老年人群体提供集中居住、照料服务和医疗康复的养老机构。采取 PPP 模式建设的养老机构，参照本办法给予资助。其中，政府投资兴建并委托社会力量经营管理的养老机构，享受本办法除新增床位补贴以外的其他各项资助。

本办法所称公益性民办养老机构是指依照民办非"药食同源"企业单位登记管理规定登记的养老机构；经营性民办养老机构是指依照工商管理有关规定登记的养老机构。

（3）资金补助标准。护理补贴，养老机构收住本市户籍老年人，且老年人一次性入住期限不低于 15 天的，按照下列标准对符合条件的养老机构给予护理补贴：对公益性养老机构：收住重度失能老年人（一级护理）的，每人每月补贴 500 元；收住轻度、中度失能老年人（二级护理）的，每人每月补贴 300 元；收住能力完好老年人（三级护理）的，每人每月补贴 200 元。对经营性养老机构：收住重度失能老年人（一级护理）的，每人每月补贴 300 元；收住轻度、中度失能老年人（二级护理）的，每人每月补贴 200 元；收住能力完好老年人（三级护理）的，每人每月补贴 100 元。

护理补贴所需经费，按照养老机构收住对象的户籍所在地划分，由市、区按现行财政体制分担。新增床位补贴：本办法所称新增床位是指新建、改建和扩建养老机构而新增加的床位。

新增床位不含养老机构因更名、转接、移交等原因所引起的床位变化。拥有房屋自有产权的新增床位每张床位补贴 15 000 元，租赁场地的新增床位每张床位补贴 10 000 元，予以一次性支付。

所需资金由市福利彩票公益金全额负担。本办法实施前已获得新增床位资助且资助未满 5 年的，在本办法实施之后，按照原资助标准，分两年给予补齐结清，所需资金由市本级一般公共预算资金和市福利彩票公益金按照 5：5 比例分担。

医养结合补贴：医养结合机构已实际收住服务对象，并具备医保定点资格的，按照20万元的标准给予一次性补贴；未具备医保定点资格的，按照15万元的标准给予一次性补贴。

未具备医保定点资格且已享受相关资助的医养结合机构，取得医保定点资格后，按照5万元的补差标准给予一次性补贴。

医养结合补贴所需费用由市福利彩票公益金全额负担。等级评定补贴：根据《广东省养老机构质量评价技术规范》（粤民发〔2016〕175号），被评定为三星级以上等级，且在评定有效期内的养老机构，可享受等级评定补贴。

五星级养老机构按照20万元的标准给予一次性补贴，四星级养老机构按照10万元的标准给予一次性补贴，三星级养老机构按照5万元的标准给予一次性补贴。

评定为国家级养老机构的，比照前款规定标准的2倍进行补贴。等级评定补贴所需费用由市福利彩票公益金全额负担。机构延伸服务补贴：各区民政局、财政局应当根据《广州市社区居家养老服务管理办法》（穗府办规〔2016〕16号）规定的有关程序，评估纳入政府购买服务范围的养老延伸服务项目，综合考虑服务项目专业程度、服务人次、服务质量、服务成本等因素给予延伸服务补贴。

其中，对服务机构提供的日间托老服务、康复护理类服务（每次不少于30分钟）、上门生活照料（每次不少于1小时）、上门医疗服务，评估为合格的每人次补助不少于2元，良好的补助不少于3元，优秀的补助不少于4元。[①]

（十四）中财公私合作发展研究院投融资支持A类储备林杜仲（中药材、橡胶、食品资源）及康养旅居项目

2020年2月以来，全国人民参与共克疫情的伟大战役，中国社会科学院社会发展研究中心与中财公私合作发展研究院合作开展应用研究，推动A类杜仲储备林（社会发展中心长期关注研究的中药材、橡

---

① 资料来源，广东省人民政府网站，百度网站。

胶、食品原料)项目。为做好科学普及和推动康养项目建设,联合中国社会科学院社会发展研究中心(胡文臻常务副主任)、安徽省庄子研究会(郭飚副会长)、上海浦江健康科学研究院(吴孟华副院长)、上海健康医学院(特约合作教授团队)、中财公私合作发展研究院(孙洁院长)等科研单位专家学者,与海南省、市、县健康产业及医学专家共同调研。

课题组一行于 2021 年 3—5 月,前往海南省保亭县、陵水县等进行药食同源产业与医养综合体考察,所形成的推进海南相关市县大力发展健康产业的咨询应用意见,被写入《七仙岭健康产业园区规划》和《五指山气候康养产业规划》。

PPP 模式,是中财 PPP 发展研究院负责调研并按照国家规范程序来规划设计的。建设"药食同源"产业化项目可以规范引入,这也是融合发展的基本途径。

医养综合体项目就是政府主导、企业参与、中财 PPP 发展研究院规划设计并投资融资建设的项目。比如,政府与企业共同出资 30%,中财 PPP 发展研究院规划投融资 70%。建设及运营周期为 20～30 年用国家专项 PPP 贷款,偿还每月利息(也可财政贴息),第 30 年将项目移交政府。其中还本方式有测算利益(补贴、收费等)多种方式,30 年内逐步归还,是符合国家政策扶持的项目。

流程:以×市×区 PPP 模式为例:政府负责立项及确定建设规模,中财 PPP 发展研究院负责设计 PPP 方案,双方可共同引入社会资本,社会资本负责建设、融资、运营、管理。期间可以引入财政专项基金等;政府入股一般不超过 50%,比如杜仲储备林项目,湖南九九公司属于社会资本一方,负责管理运行,也可外聘专业运行团队;政府与致力于医养结合产业的企业联合申请,承诺采用国务院政策明确的 PPP 模式进行建设和运营。中财公私合作发展研究院专家团队可以提供政策支持,中国社会科学院社会发展研究中心可以跟进应用实践研究。

"药食同源"是中国中草药传统文化与中医融合发展的、具有悠久历史的民族瑰宝。中国自古以来就有"药食同源"食疗实践产品,又称"医食同源"的研究理论。"药食同源"的理论与实践是完全同一的。

　　中国人民在长期的实践中，总结了古人在寻找食物的过程中的经验，发现了各种食物和药物的性味和功效，认识到许多食物可以药用，许多药物也可以食用。

　　社会发展进入新时代，"药食同源"产业化食疗产品已经完善了加工技术工艺，可以满足大众的生活消费需要。为健康中国、实现中国梦提供安全有效的经济食品，这是研究者应尽的责任和使命担当。

第四篇 "药食同源"目录物质开发评价应用指南研究

胡文臻 吴孟华 张凤华

人参植物干细胞技术研究团队,根据 2012 年国家卫生与计划生育委员会公布的权威指南,即"药食同源物质目录",与吉林生物研究院合作开发应用产品,对应用指南(2021)进行基础开发技术评价(表 4-1)。

表 4-1 胡文臻、吴孟华、张凤华监督指导开发应用简表(2021 年 4 月)

物质序号	药食同源目录物质名称	植物干细胞研究保障及依据功能	食疗产品开发评价应用指南
1	丁香(植物干细胞信息)	公丁香:辛,温。归脾、胃、肾经。具有温中降逆、散寒止痛、温肾助阳的功效。母丁香:功效应用与公丁香相似而力弱	开发温中散寒食疗产品
2	八角茴香(植物干细胞信息)	果实与种子可作调料,还可入药。有健胃止呕等功效。可作调味品,还可作香水、牙膏的原料,也可用在医药上,作驱风剂及兴奋剂	开发健胃止呕食疗产品
3	刀豆(植物干细胞信息)	种子:温中,下气,止呃,益肾补元。散寒止呕,定喘。用于脾胃虚寒,呃逆,呕吐,腹胀,腹泻,肾虚,腰痛,疝气胀痛、怯寒肢冷、面色苍白,痰喘。果壳:通经活血,止泻。用于腰痛,久痢,闭经。根:散瘀止痛。用于跌打损伤,腰痛	开发健胃止呕食疗产品

续表4-1

物质序号	药食同源目录物质名称	植物干细胞研究保障及依据功能	食疗产品开发评价应用指南
4	小茴香（植物干细胞信息）	温肾暖肝、散寒止痛、理气和中。辛散温通,善暖中下二焦,尤以疏肝散寒止痛见长,为治寒疝要药	开发温肾暖肝、散寒止痛食疗产品
5	小蓟（植物干细胞信息）	用于衄血,吐血,尿血,血淋,便血,崩漏,外伤出血,痈肿疮毒	开发散痈肿疮毒食疗产品
6	山药（植物干细胞信息）	健脾,补肺,固肾,益精。治脾虚泄泻,久痢,虚劳咳嗽,消渴,遗精、带下,小便频数。补脾养胃,生津益肺,补肾涩精。用于脾虚食少、久泻不止、肺虚喘咳、肾虚遗精、带下、尿频、虚热消渴	开发益智固精、补脾养胃食疗产品
7	山楂（植物干细胞信息）	消食积,散瘀血,驱绦虫。治肉积,癥瘕,痰饮,痞满,吞酸,泻痢,肠风,腰痛,疝气,产后恶露不尽,小儿乳食停滞。消食健胃,行气散瘀。用于肉食积滞、胃脘胀满、泻痢腹痛、瘀血经闭、产后瘀阻、心腹刺痛、疝气疼痛、高脂血症	开发行气散瘀食疗产品
8	马齿苋（植物干细胞信息）	全草供药用,有清热利湿、解毒消肿、消炎、止渴、利尿作用;种子明目;还可作兽药和农药;嫩茎叶可作蔬菜,味酸,也是很好的饲料	开发解毒消肿食疗产品
9	乌梢蛇（植物干细胞信息）	主治:诸风顽痹,皮肤不仁,风瘙湿疹、疥癣热毒、须眉脱落等症。典型的食、药两用蛇类	开发疥癣热毒食疗产品
10	乌梅（植物干细胞信息）	具有敛肺,涩肠,生津,安蛔之功效。常用于肺虚久咳,久泻久痢,虚热消渴,蛔厥呕吐腹痛	开发肺虚久咳食疗产品
11	木瓜（植物干细胞信息）	入药有解酒、去痰、顺气、止痢之效。果皮干燥后仍光滑,不皱缩,故有光皮木瓜之称。木材坚硬可作床柱用	开发顺气、止痢食疗产品

续表4-1

物质序号	药食同源目录物质名称	植物干细胞研究保障及依据功能	食疗产品开发评价应用指南
12	火麻仁（植物干细胞信息）	味甘,性平,归脾、胃、大肠经,能益脾补虚,养阴润燥,通便。用于脚气肿痛;体虚早衰;心阴不足,心悸不安;血虚津伤,肠燥便秘等	开发脚气肿痛食疗产品
13	代代花（植物干细胞信息）	理气宽中,开胃止呕,具有抗炎、抗病毒、抗菌、抗病毒、抗肿瘤、胃肠动力作用、抗氧化等药理作用。代代花主要用于治疗胸腹满闷胀痛、恶心呕吐、食积不化等	开发抗病毒食疗产品
14	玉竹（植物干细胞信息）	具养阴、润燥、清热、生津、止咳等功效。用作滋补药品,主治热病伤阴、虚热燥咳、心脏病、糖尿病、结核病等症,并可作高级滋补食品、佳肴和饮料,具有保健作用	开发清热、生津食疗产品
15	甘草（植物干细胞信息）	用于脾胃虚弱,倦怠乏力,心悸气短,咳嗽痰多,脘腹、四肢挛急疼痛,痈肿疮毒,缓解药物毒性、烈性	开发倦怠乏力食疗产品
16	白芷（植物干细胞信息）	以根入药,有祛病除湿、排脓生肌、活血止痛等功能。主治风寒感冒、头痛、鼻炎、牙痛。赤白带下、痛疖肿毒等症,亦可作香料。祛风,燥湿,消肿,止痛。治头痛,眉棱骨痛,齿痛,鼻渊,寒湿腹痛,肠风痔漏,赤白带下,痈疽疮疡,皮肤燥痒,疥癣	开发去燥解毒的食疗产品
17	白果（植物干细胞信息）	具有通畅血管、保护肝脏、改善大脑功能、润皮肤、抗衰老、治疗老年痴呆症和脑供血不足等功效。治哮喘,痰嗽,白带,白浊,遗精,淋病,小便频数。治疗肺结核,抑菌杀菌,降低血清胆固醇,扩张冠状动脉	开发通畅血管食疗产品

续表4-1

物质序号	药食同源目录物质名称	植物干细胞研究保障及依据功能	食疗产品开发评价应用指南
18	白扁豆（植物干细胞信息）	味甘,性微温,有健脾化湿,利尿消肿,清肝明目等功效。用于脾胃虚弱,食欲不振,大便溏泻,白带过多,暑湿吐泻,胸闷腹胀	开发利尿消肿食疗产品
19	白扁豆花（植物干细胞信息）	健脾和胃,消暑化湿。治痢疾,泄泻,赤白带下	开发健脾和胃食疗产品
20	龙眼(桂圆)肉（植物干细胞信息）	益气补血,增强记忆,安神定志,养血安胎,抗菌,抑制癌细胞,降脂护心,延缓衰老。适用于病后体虚、血虚萎黄、气血不足、神经衰弱、心悸怔忡、健忘失眠等病症	开发增强记忆食疗产品
21	决明子（植物干细胞信息）	味苦、甘、咸,性微寒,入肝、肾、大肠经;润肠通便,降脂明目,治疗便秘及高血脂,高血压。清肝明目,利水通便,有缓泻作用,降血压、降血脂	开发降脂明目食疗产品
22	百合（植物干细胞信息）	养阴润肺,清心安神。主阴虚久嗽;痰中带血;热病后期;余热未清,或情志不遂所致的虚烦惊悸、失眠多梦、精神恍惚;痈肿;湿疮	开发清心安神食疗产品
23	肉豆蔻（植物干细胞信息）	温中涩肠;行气消食。主虚泻;冷痢;脘腹胀痛;食少呕吐;宿食不消	开发行气消食食疗产品
24	肉桂（植物干细胞信息）	入药因部位不同,药材名称不同,树皮称肉桂,枝条横切后称桂枝,嫩枝称桂尖,叶柄称桂芋,果托称桂盅,果实称桂子,初结的果称桂花或桂芽。肉桂有温中补肾、散寒止痛功能,治腰膝冷痛,虚寒胃痛,慢性消化不良,腹痛吐泻,受寒经闭	开发治疗消化不良食疗产品

续表4-1

物质序号	药食同源目录物质名称	植物干细胞研究保障及依据功能	食疗产品开发评价应用指南
25	余甘子（植物干细胞信息）	清热凉血,消食健胃,生津止咳。果实富含丰富的维生素,供食用,可生津止渴,润肺化痰,治咳嗽、喉痛,解河豚中毒等。初食味酸涩,良久乃甘,故名"余甘子"。树根和叶供药用,能解热清毒,治皮炎、湿疹、风湿痛等	开发生津止咳食疗产品
26	佛手（植物干细胞信息）	根、茎、叶、花、果均可入药,辛、苦、甘、温、无毒;入肝、脾、胃三经,有理气化痰、止呕消胀、舒肝健脾、和胃等多种药用功能。对老年人的气管炎、哮喘病有明显的缓解作用;对一般人的消化不良、胸腹胀闷,有更为显著的疗效。佛手可制成多种中药材,久服有保健益寿的作用	开发舒肝健脾食疗产品
27	杏仁(甜、苦)（植物干细胞信息）	苦杏仁止咳平喘,润肠通便。善于降肺气平喘,治肺实的咳喘。甜杏仁性味甘平,功能润肺止咳。主要用于虚劳咳嗽。偏于滋润,治肺虚肺燥的咳嗽	开发润肠通便食疗产品
28	沙棘（植物干细胞信息）	含有大量的维生素 E、维生素 A、黄酮等,具有抗疲劳和增强机体活力及抗癌等特殊药理性能,具有保护和加速修复胃黏膜、增加肠道双歧杆菌的药性,有降减血浆胆固醇、减少血管壁中胆固醇含量的作用,能防治高脂血症和动脉粥样硬化症,并有促进伤口愈合的作用	开发增强机体免疫力、防治高血脂的产品
29	牡蛎（植物干细胞信息）	富含蛋白质、锌、ω-3 脂肪酸及酪氨酸,胆固醇含量低。其中锌含量极高,有助改善男性性功能	开发提升性功能食疗产品
30	芡实（植物干细胞信息）	益肾固精,补脾止泻,除湿止带。用于遗精滑精,遗尿尿频,脾虚久泻,白浊,带下	开发益肾固精食疗产品

续表4-1

物质序号	药食同源目录物质名称	植物干细胞研究保障及依据功能	食疗产品开发评价应用指南
31	花椒（植物干细胞信息）	温中散寒,除湿,止痛,杀虫,解鱼腥毒。治积食停饮,心腹冷痛,呕吐,噫呃,咳嗽气逆,风寒湿痹,泄泻,痢疾,疝痛,齿痛,蛔虫病,蛲虫病,阴痒,疮疥	开发温中散寒食疗产品
32	赤小豆（植物干细胞信息）	性平,味甘、酸,能利湿消肿（水肿,脚气,黄疸,泻痢,便血,痈肿）、清热退黄、解毒排脓。有利尿作用,对心脏病和肾病、水肿患者均有益。富含叶酸,产妇、乳母吃红小豆有催乳的功效。具有良好的润肠通便、降血压、降血脂、调节血糖、预防结石、健美减肥的作用。治疗流行性腮腺炎。 治疗肝硬化腹水	开发利湿消肿食疗产品
33	阿胶（植物干细胞信息）	滋阴补血,安胎。治血虚,虚劳咳嗽,吐血,衄血、便血,妇女月经不调,崩中,胎漏	开发虚劳咳嗽食疗产品
34	鸡内金（植物干细胞信息）	用于食积不消,呕吐泻痢,小儿疳积,遗尿,遗精,石淋涩痛,胆胀胁痛	开发呕吐泻痢食疗产品
35	麦芽（植物干细胞信息）	用于食积不消,脘腹胀痛,脾虚食少,乳汁郁积,乳房胀痛,妇女断乳,肝郁胁痛,肝胃气痛	开发脘腹胀痛食疗产品
36	昆布（植物干细胞信息）	甘露醇对治疗急性肾功能衰退、脑水肿、乙型脑炎、急性青光眼都有效	开发预防肾功能衰退食疗产品
37	枣（大枣、酸枣、黑枣）（植物干细胞信息）	可供药用,有养胃、健脾、益血、滋补、强身之效,枣仁和根均可入药,枣仁可以安神,为重要药品之一。具有补脾胃,益气血,安心神,调营卫,和药性的功效	开发养胃、健脾、益血、滋补食疗产品

续表4-1

物质序号	药食同源目录物质名称	植物干细胞研究保障及依据功能	食疗产品开发评价应用指南
38	罗汉果（植物干细胞信息）	味甘性凉，归肺、大肠经，有润肺止咳、生津止渴的功效、适用于肺热或肺燥咳嗽、百日咳及暑热伤津口渴等，此外还有润肠通便的功效	开发润肺止咳食疗产品
39	郁李仁（植物干细胞信息）	其性平，味苦、甘，有润肺滑肠，下气利水的功效，能治疗大肠气滞，燥涩不通，小便不利，大腹水肿，四肢浮肿，脚气等症状	开发四肢浮肿食疗产品
40	金银花（植物干细胞信息）	功效主要是清热解毒，主治温病发热、热毒血痢、痈疽疔毒等	开发清热解毒食疗产品
41	青果（植物干细胞信息）	含蛋白质、脂肪、碳水化合物、膳食纤维、胡萝卜素、视黄醇当量、维生素 B_1、维生素 B_2、烟酸、维生素 C、钙、铁、磷、镁、锌、硒等成分。甘酸，性平，具有清热解毒，利咽化痰，生津止渴，开胃降气，除烦醒酒之功效，适应于治咽喉肿痛，咳嗽吐血，菌痢，癫痫，暑热烦渴，肠炎腹泻等病症	开发清热解毒食疗产品
42	鱼腥草（植物干细胞信息）	味辛，性寒凉，归肺经。能清热解毒、消肿疗疮、利尿除湿、清热止痢、健胃消食，用治实热、热毒、湿邪、疾热为患的肺痈、疮疡肿毒、痔疮便血、脾胃积热等	开发健胃消食食疗产品
43	姜（生姜、干姜）（植物干细胞信息）	生姜用于外感风寒、胃寒呕吐、风寒咳嗽、腹痛腹泻、中鱼蟹毒等病症。干姜用于脘腹冷痛，呕吐泄泻，肢冷脉微，寒饮喘咳	开发腹痛腹泻食疗产品
44	枳椇子（植物干细胞信息）	味甘，性平。入胃经。具有解酒毒，止渴除烦，止呕，利大小便之功效。主治醉酒，烦渴，呕吐，二便不利	开发解酒食疗产品

续表4-1

物质序号	药食同源目录物质名称	植物干细胞研究保障及依据功能	食疗产品开发评价应用指南
45	枸杞子（植物干细胞信息）	功效一免疫调节；功效二抗衰老；功效三抗肿瘤；功效四抗疲劳；功效五抗辐射损伤；功效六调节血脂；功效七降血糖；功效八降血压；功效九保护生殖系统；功效十提高视力；功效十一提高呼吸道抗病能力；功效十二美容养颜，滋润肌肤；功效十三保护肝脏；功效十四增强造血功能	开发降血糖食疗产品
46	栀子（植物干细胞信息）	清热，泻火，凉血。治热病虚烦不眠，黄疸，淋病，消渴，目赤，咽痛，吐血，衄血，血痢，尿血，热毒疮疡，扭伤肿痛	开发咽痛食疗产品
47	砂仁（植物干细胞信息）	味辛，气温，无毒；入足太阴、阳明、少男、厥阴，亦入手太阴、阳明、厥阴。可升可降，降多于升	开发固本助养食疗产品
48	胖大海（植物干细胞信息）	本品味甘性寒，质轻宣散，上入肺经清宣肺气，为喉科良药。下归大肠经清肠通便，用治热结便秘所致的上部火毒症，因药力较弱，只适用于轻症	开发清肠通便食疗产品
49	茯苓（植物干细胞信息）	利水渗湿，健脾，宁心。用于水肿尿少，痰饮眩悸，脾虚食少，便溏泄泻，心神不安，惊悸失眠	开发惊悸失眠食疗产品
50	香橼（植物干细胞信息）	其干片有清香气，味略苦而微甜，性温，无毒。理气宽中，消胀降痰	开发理气宽中食疗产品
51	香薷（植物干细胞信息）	发散风寒，有发汗解表作用，但多用于夏季贪凉，感冒风寒所引起的发热、恶寒、头痛、无汗等症，往往与藿香、佩兰等配合应用	开发治疗头痛食疗产品
52	桃仁（植物干细胞信息）	活血祛瘀，润肠通便，止咳平喘。用于经闭痛经，癥瘕痞块，肺痈肠痈，跌扑损伤，肠燥便秘，咳嗽气喘	开发润肠通便食疗产品

续表4-1

物质序号	药食同源目录物质名称	植物干细胞研究保障及依据功能	食疗产品开发评价应用指南
53	桑叶（植物干细胞信息）	有清肺润燥、止咳、去热、化痰、治盗汗；补肝、清肝明目、治疗头晕眼花、失眠、消除眼部疲劳；消肿、清血；治疗痢疾、腹痛、减肥、除脚气、利大、小肠；抗应激、凉血、降血压、降血脂、预防心肌梗死、脑出血、祛头痛、长发；降血糖、抗糖病等	开发预防心肌梗塞食疗产品
54	桑葚（植物干细胞信息）	桑椹中的脂肪酸具有分解脂肪、降低血脂、防止血管硬化等作用；桑葚含有乌发素，能使头发变的黑而亮泽；桑葚有改善皮肤（包括头皮）血液供应，营养肌肤，使皮肤白嫩等作用，并能延缓衰老	开发分解脂肪食疗产品
55	橘红（植物干细胞信息）	理气宽中，燥湿化痰。用于咳嗽痰多，食积伤酒，呕恶痞闷。小儿吐泻，定嗽化痰	开发燥湿化痰食疗产品
56	桔梗（植物干细胞信息）	宣肺，利咽，祛痰，排脓。用于咳嗽痰多，胸闷不畅，咽痛，音哑，肺痈吐脓，疮疡脓成不溃	开发祛痰食疗产品
57	益智仁（植物干细胞信息）	温脾止泻摄涎，暖肾缩尿固精。脾胃虚寒，呕吐，泄泻，腹中冷痛，口多垂涎，肾虚遗尿，尿频，遗精，白浊	开发暖肾缩尿固精食疗产品
58	荷叶（植物干细胞信息）	主治暑热烦渴，头痛眩晕，水肿，食少腹胀，泻痢，白带，脱肛，吐血，衄血，咯血，便血，崩漏，产后恶露不净，损伤瘀血	开发头痛眩晕食疗产品
59	莱菔子（植物干细胞信息）	消食除胀，降气化痰。用于饮食停滞，脘腹胀痛，大便秘结，积滞泻痢，痰壅喘咳	开发消食除胀食疗产品
60	莲子（植物干细胞信息）	补脾止泻，止带，益肾涩精，养心安神。用于脾虚泄泻，带下，遗精，心悸失眠	开发益肾涩精食疗产品

续表4-1

物质序号	药食同源目录物质名称	植物干细胞研究保障及依据功能	食疗产品开发评价应用指南
61	高良姜（植物干细胞信息）	温胃止呕，散寒止痛。用于脘腹冷痛，胃寒呕吐，嗳气吞酸	开发散寒止痛食疗产品
62	淡竹叶（植物干细胞信息）	其性味甘淡，能清心、利尿、祛烦躁，对于牙龈肿痛、口腔炎等有良好的疗效，民间多用其茎叶制作夏日消暑的凉茶饮用	开发牙龈肿痛、口腔炎食疗产品
63	淡豆豉（植物干细胞信息）	其性味苦寒，具有解表，除烦，宣郁，解毒之功效。用于伤寒热病，寒热，头痛，烦躁，胸闷	开发除烦、宣郁食疗产品
64	菊花（植物干细胞信息）	能入药治病，久服或饮菊花茶能令人长寿	开发祛风除湿、消肿止痛食疗产品
65	菊苣（植物干细胞信息）	清热解毒；利尿消肿。主治湿热黄疸；肾炎水肿；胃脘胀痛；食欲不振。还具有健胃等功效	开发健胃食疗产品
66	黄芥子（植物干细胞信息）	性温、味辛。有润肺化痰、消肿止痛、温中散寒、利水化癖、通经络、消肿毒之功效，主治胃寒呕吐、心腹疼痛、肺寒咳嗽、痹症、喉痹、流痰、跌打损伤等症	开发温中散寒食疗产品
67	黄精（植物干细胞信息）	性味甘甜，食用爽口。其肉质根状茎肥厚，含有大量淀粉、糖分、脂肪、蛋白质、胡萝卜素、维生素和多种其他营养成分，生食、炖服既能充饥，又有健身之用，可令人气力倍增、肌肉充盈、骨髓坚强，对身体十分有益。黄精根状茎形状有如山芋，山区老百姓常把它当作蔬菜食用	开发壮骨强精食疗产品
68	紫苏（植物干细胞信息）	用于感冒风寒，能散表寒，发汗力较强，用于风寒表症及见恶寒、发热、无汗等症，常配生姜同用；如表症兼有气滞，有可与香附、陈皮等同用	开发散寒食疗产品

续表4-1

物质序号	药食同源目录物质名称	植物干细胞研究保障及依据功能	食疗产品开发评价应用指南
69	紫苏籽（植物干细胞信息）	可以用作调味料,具有去腥、增鲜、提味的作用。同时具有一定的药用价值,具有下气,清痰,润肺,宽肠的功效	开发清痰食疗产品
70	葛根（植物干细胞信息）	解肌退热,透疹,生津止渴,升阳止泻。用于表证发热,项背强痛,麻疹不透,热病口渴,阴虚消渴,热泻热痢,脾虚泄泻	开发解热生津的食疗产品
71	黑芝麻（植物干细胞信息）	药食两用,具有补肝肾,滋五脏,益精血,润肠燥等功效,被视为滋补圣品。具有保健功效。补钙;降血压;乌发润发;养颜润肤;提高生育能力;抗衰老。有护肤美肤的功效与作用,可以使皮肤保持柔嫩、细致和光滑	开发补肾食疗产品
72	黑胡椒（植物干细胞信息）	具有广谱抑菌性,果、叶的提取物对某些植物病原菌和食品中常见微生物均具有较强的抑菌作用。具有抗肿瘤活性	开发温中散寒的食疗产品
73	槐米（植物干细胞信息）	具有凉血止血,清肝降火。主治肠风便血,痔血,尿血,血淋,崩漏,咳血,赤白痢,目赤,疮毒,高血压等病症	开发缓解高血压食疗产品
74	槐花（植物干细胞信息）	味苦,性平,无毒,能增强毛细血管的抵抗力,减少血管通透性,可使脆性血管恢复弹性的功能,从而降血脂和防止血管硬化	开发血管硬化食疗产品
75	蒲公英（植物干细胞信息）	性味甘,微苦,寒。归肝、胃经。有利尿、缓泻、退黄疸、利胆等功效。治急性乳腺炎,淋巴腺炎,瘰疬,疔毒疮肿,急性结膜炎,感冒发热,急性扁桃体炎,急性支气管炎,胃炎,肝炎,胆囊炎,尿路感染等。可生吃、炒食、做汤	开发急性支气管炎食疗产品

续表4-1

物质序号	药食同源目录物质名称	植物干细胞研究保障及依据功能	食疗产品开发评价应用指南
76	蜂蜜（植物干细胞信息）	入药之功有五,清热,补中,解毒,润燥,止痛。生则性凉,故能清热;熟则性温,故能补中;甘而平和,故能解毒;柔而糯泽,故能润燥	开发解毒食疗产品
77	榧子（植物干细胞信息）	可以用于多种肠道寄生虫病,如小儿蛔虫、蛲虫、钩虫等,其杀虫能力与中药使君子相当。香榧中脂肪酸和维生素E含量较高,经常食用可润泽肌肤、延缓衰老	开发润泽肌肤食疗产品
78	酸枣仁（植物干细胞信息）	有镇静、催眠作用。同时有镇痛、抗惊厥、降温作用。可引起血压持续下降,心传导阻滞	开发催眠食疗产品
79	鲜白茅根（植物干细胞信息）	凉血止血,清热利尿。用于血热吐血,衄血,尿血,热病烦渴,肺热咳嗽,胃热呕吐,湿热黄疸,水肿尿少,热淋涩痛	开发水肿食疗产品
80	鲜芦根（植物干细胞信息）	清热生津,除烦,止呕,利尿。用于热病烦渴、胃热呕吐、肺热咳嗽、肺痈吐脓、热淋涩痛。治肺热咳嗽,肺痈吐脓。芦根性味甘寒,入肺经,善清透肺热,治热病烦渴	开发咳嗽食疗产品
81	蝮蛇（植物干细胞信息）	祛风,通络,止痛,解毒。用于风湿痹痛,麻风,瘰疬,疮疖,疥癣,痔疾,肿瘤。治疗麻风病及麻风反应	开发通络食疗产品
82	橘皮（植物干细胞信息）	有理气调中,燥湿化痰功效,可用于治疗脾胃气滞,脘腹胀满,呕吐,或湿浊中阻所致胸闷、纳呆、便溏,但阴津亏损,内有实热者慎用	开发治疗呕吐食疗产品
83	薄荷（植物干细胞信息）	幼嫩茎尖可作菜食,全草又可入药,治感冒发热喉痛,头痛,目赤痛,肌肉疼痛,皮肤风疹瘙痒,麻疹不透等症	开发治疗感冒食疗产品

续表4-1

物质序号	药食同源目录物质名称	植物干细胞研究保障及依据功能	食疗产品开发评价应用指南
84	薏苡仁（植物干细胞信息）	有利水渗透湿，健脾止泻，除痹，排脓，解毒散结的作用	开发解毒散结食疗产品
85	薤白（植物干细胞信息）	味辛、苦，性温，无毒，具有理气、宽胸、通阳、散结之功效，中医长期用于治疗胸闷刺痛、泻痢后重、肺气喘急等疾病	开发散结食疗产品
86	覆盆子（植物干细胞信息）	果实含有相当丰富的维生素A、维生素C、钙、钾、镁等营养元素以及大量纤维。广泛用于镇痛解热，抗血凝，能有效预防血栓	开发预防血栓的食疗产品
87	藿香（植物干细胞信息）	有杀菌功能，口含一叶可除口臭，预防传染病，并能用作防腐剂。夏季用藿香煮粥或泡茶饮服，对暑湿重症，脾胃湿阻，脘腹胀满，肢体重困，恶心呕吐有效	开发预防传染病食疗产品

备注：吉林生物研究院张凤华、陈晓及企业科研团队，与相关企业合作开展上述"药食同源"物质干细胞技术应用研究与开发。

第五篇 人参植物干细胞重大项目技术研究

王家治 张凤华 陈 晓

一、人参植物干细胞研究概述

植物干细胞是处于未分化状态的原生细胞,具有全能性,可分化成为植物的各种组织,根、茎、叶、花、果器官乃至植物全株。植物干细胞本身具有很强的自我更新和持续分裂的能力。

科学研究已发现植物干细胞具有极强的合成次生代谢产物的能力。次生代谢产物在植物生长发育过程中是非必需成分,是植物为适应生态环境、保护自身生命、防御外界伤害而产生的一类小分子有机化合物。次生代谢产物对生命体的保护作用,被人们用来研制药物、化妆品、功能食品。如野山参植物干细胞培养诱导产物中,人参皂苷特别是稀有人参皂苷的含量极高;当归干细胞培养诱导产物中阿魏酸的含量也极为丰富。

除此之外,植物干细胞中还含有独特的生长素、稳定剂、分裂素和全能因子,这些成分与人体干细胞相似,具有类似的分子结构和相似的生物效应,可在某种程度上发挥类似于人体干细胞的再生作用和年轻化功能;与此同时,因为动植物之间的物种隔离,又不致引起人身安全问题(如人体干细胞移植不当可能引起肿瘤发生和癌变问题)。已经发现在野山参植物干细胞中,还含有除人参皂苷外的多种未知成分,这些成分可能与干细胞的原生全能性相关联,可发挥对人类机体的多重保护作用。

动植物干细胞同样具有共同点和相应成分(具有类似的分子结构)可发挥相似的生物效应(图 5-1),本研究重点是人参植物干细胞技术应用研究。不涉及人体、动物等干细胞技术研究与应用。

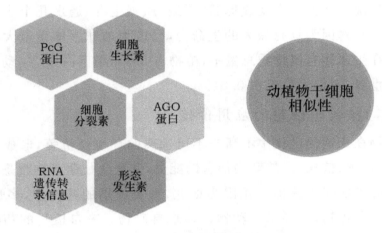

图 5-1 动植物干细胞相似性

"人参等植物干细胞研究项目"合作研究课题,进行类别分类、跟踪和开发植物干细胞培养的系列高新技术研究,重点关注的技术包括:

(1)人参等药用植物及稀缺濒危物种的植物干细胞分离及诱导;

(2)悬浮培养条件及天然次生代谢产物诱导条件研究;

(3)运用生物反应器大规模生产植物干细胞并获得次生代谢产物;

(4)应用超低温冷冻技术和解冻复苏技术建立植物干细胞库;

(5)探索调控植物干细胞基因进行植物组织器官定向培育。

二、植物干细胞高新技术产业发展的国家战略意义

(一)植物干细胞的强大生命力

植物生长发育均定植于固定地点,不像动物在遇到危险时可以逃逸,遇到不利环境时可以迁移;这造就了植物强大的抗御能力和生命力;动物和人的生命体最多可以延续上百年,而许多植物都可以轻易活

到成百上千年,如狐尾松寿命可达 5000 年以上,龙血树的寿命可达 6000～8000 年;一些植物成为生命体中的巨无霸,如最大的巨松高达 87 米、重达 2 000 吨,加州红木高达 115 米,有 30 层楼高;冰凌花可在冰天雪地中傲立,盐角草可在高浓度盐沼中生长,复活草可在失水 98％的情况下在沙漠中变成球状"干柴"顽强生存,遇水几个小时就长出嫩叶。植物因为具有强大的生命力,已成为地球上体量最大的生命群体。在生命体有机物质总量中,植物占 82％,细菌占 13％,动物只占 5％,全世界 76 亿人口仅占 0.01％。

(二)植物干细胞的应用价值

植物在长期的进化中不断与不可逃离的环境做抗争,形成了强大的抗虫、抗菌、抗病毒、抗动物伤害的能力,其次生代谢产物就是植物抗拒危害因素的强大武器。正因为如此,人类使用的药物中,多达 87％的药物来自植物、12％来自动物、1％来自矿物。来自植物的药物主要是植物次生代谢的有机分子。许多化学合成药往往根据植物药的天然结构合成。

植物生命力的源泉,主要来自植物干细胞具有的生命力:它们可以自我增殖更新、可以分化转变为其他组织细胞、可通过连续不断地创生和反复不断地构建,形成新的组织和器官;可以直接生成或由其分化组织生成次生代谢物。植物干细胞本身没有老化过程,而且可以产生特异化或非特异化的其他细胞。

三、植物干细胞培养新技术对发展我国中草药事业的战略意义

(一)种植中草药现状

中国中医药的发展遇到的制约问题之一,是中草药中的野生稀有品种随着大规模的采集利用,越来越稀缺。参考吉林人参研究院相关人员统计数据,生长在深山老林中 15 年以上的野山参,估算全国储量仅几十公斤。制约问题之二,是人工种植中草药许多已经不是原产地

产物。由于地区、土壤、气候、环境条件的变化,其有效成分即次生代谢物的成分和含量已经达不到药典中原产地药物的品质。制约问题之三,是随着工业及旅游业的发展造成土壤、水质、空气的污染和药材加工中的违规操作,导致中草药中重金属和农药的残留超标,污染物混杂其中。

中医药行业衰退,除了中医"后继无人"的问题外,"有医无药"——无真正的中草药原药也是一个根本性问题。

植物干细胞培养技术可以保证从原产地获得的植株原药地道纯正、品质一流。例如,培养野山参植物干细胞一般必须选用50年以上的野山参作为种源,培养红豆杉植物干细胞必须选用千年以上的老树作为种源。在干细胞培养中,采用生态高效的工业化生产模式,对培养基可进行标准化选择和管理,避免了重金属、农药及其他有害物的污染。在干细胞种源质量得到绝对保证的前提下,干细胞培养工艺的优化和条件选择,可以保证细胞培养产品中的次生代谢物即有效药物成分含量高、丰度足。

（二）植物干细胞培养技术应用意义

植物干细胞培养技术免去了育种、培苗、灌溉、施肥、松土、除草、除虫、收割、采集、炮制等一系列环节,可以大量节约人工、土地和资金投入。实践证明,植物干细胞培养技术,可以大幅度降低中草药用药成本。例如,一瓶50毫升的野山参植物干细胞浓缩培养液,其有效药用成分相当于10只以上的老山参,零售价才150元人民币左右。

植物干细胞培养技术是一项具有颠覆性、革命性的高新技术,对于挽救中草药产业的下滑颓势,具有决定性和前瞻性战略意义。

四、植物干细胞贮存新技术对保全我国植物基因库具有重大战略意义

（一）保全植物种源意义

植物干细胞具有强大生命力,这为保全我国植物种源、建立植物基

因库提供了一条崭新的道路。植物干细胞能够耐受零下 80 摄氏度以下的低温,在解冻并恢复常温后,植物干细胞的活力可以复苏,其成活率大大高于传统的愈伤组织去分化细胞。例如,草本植物干细胞低温储藏后的存活率高达 85%,而愈伤组织去分化细胞的存活率仅为 10%;又如木本植物银杏干细胞低温储藏后的存活率为 18.87%,是愈伤组织去分化细胞存活率 2.87% 的 6.6 倍。

(二)保全干细胞基因库意义

传统的种源储存必须挑选优良的种子,储存在种子库中。要防鼠、防虫、防霉变,要通风干燥,并且不能遏制种子的氧化。植物干细胞贮存新技术以一种全新的方法,大大减少了贮存环节,提高了贮存种源的安全可靠性,对保存物种特别是稀有珍贵物种,具有重大意义。植物干细胞在低温储藏后解冻复苏,迅速采用组织培养技术进行大规模复制生产,并通过诱导技术大量培育出高质量的种苗。

由于植物干细胞保存了种源的遗传特性,包含了种源的全套基因,因此植物干细胞低温储藏及复苏技术,又是一种安全系数极高的植物基因库保全途径。可以预期,随着我国植物干细胞技术的发展,可以逐步建立起覆盖我国绝大部分植物物种的干细胞基因库。这将为我国的中草药及粮食蔬菜安全、植物资源安全建立起可靠的安全屏障。

五、植物干细胞诱导新技术对我国农业生产的工业化革命具有重大战略意义

不同于现有的温室化、无土化、自动化现代农业,植物干细胞诱导技术可望深入到基因层面,对植物干细胞的基因表达和调控机理开展深入研究。在掌握生长素、分裂素、稳定剂的独立作用、相互关联作用以及基因表达开关之后,有望推动植物组织培养的进一步拓展。

利用干细胞的全能性特点,直接在培养基上分别定向诱导出植物的根、茎、叶、花、果实等,甚至可以专门培养出花蕊、树皮等。甚至

可以设想,我们完全可以在"植物工厂"中直接生产出小麦和大米。预期航天员可以在太空中吃上植物干细胞经诱导培养出的新鲜水果和西红柿,而用不着在太空舱中种植果树和西红柿苗。这绝不是科幻故事,目前已经有通过组织培养的营养繁殖方式来培养苗木和花卉的实例。

通过植物干细胞诱导新技术,即一种全新的组织培养方法,可以展望我国农业科学研究和农业现代化生产的一场革命。我们必须未雨绸缪,扭转传统农业生产靠天吃饭,费工费力,脸朝黄土背朝天,占地面积大,产量低,耗能高的局面。开展植物干细胞诱导生产农作物的前瞻性工厂化试验,将让我国在新一轮农业革命即纯工厂化生产农产品的浪潮中走在世界前列。

六、植物干细胞研究的背景、现状和本项目技术路线

(一)植物干细胞研究的背景和现状

干细胞的概念,起源于 20 世纪 60 年代的动物胚胎学研究,其含义为具有自我更新复制能力和分化潜力的细胞。与此相对应,植物干细胞就是传统植物解剖学范畴中的分生组织细胞,它们具有遗传稳定性,能够自我复制并具有旺盛的分裂能力,可转变成所有的分化细胞。

植物分生组织位于茎尖、根尖和侧生表皮(或树皮)与木质之间。侧生分生组织包括维管形成层和木栓形成层。分生组织中的植物干细胞结构可以在显微镜下观察到,但在过去长达 160 多年的时间中却无法将其分离出来。如维管形成层中的植物干细胞是沿轴向狭长分布的,且层数很少、微量存在。不同于植物的其他细胞,干细胞的细胞壁薄而娇嫩、细胞内富含很多小液泡,但其四周维管组织的细胞壁则厚实而坚韧,而干细胞被夹在维管束组织中间,很难分离。见图 5-2。

由于这样的结构特点,施加物理性外力、用手术刀甚至精细的激光刀,在分离的过程中都会损伤干细胞。正因为如此,长期以来植物的细

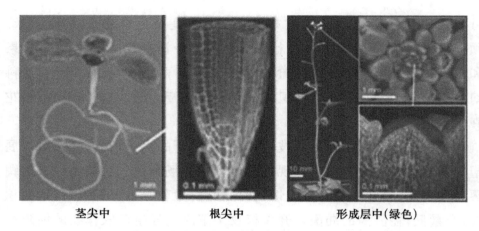

茎尖中　　　　　　　　根尖中　　　　　　　形成层中(绿色)

图 5-2　植物干细胞分布在植物的三个不同部位之中

胞培养,一直采用愈伤组织中的去分化细胞来进行。去分化细胞是植物受伤后由已经分化的细胞,通过去分化转变成类似干细胞的一种细胞。它们具有一定的再生能力和再次分化增殖的能力,能够让植物重新长出根、茎、枝、芽、叶和花果。尽管愈伤组织的细胞可以进行组织培养,但它们并不具有植物干细胞几乎无限的再生和分化能力,经过数代培养就会褐化变质,失去再生和增殖能力;而且在组织培养时容易聚集成大的细胞团,在悬浮培养搅拌通气的过程中,会产生较大的剪切力,使培养液中的细胞受到损伤。故此,愈伤组织的细胞培养一直无法实现大规模的工业化生产。见图 5-3。

　　早在 2005 年韩国科学家首次从野山参中分离出植物干细胞,除人参植物干细胞外,又从红豆杉(又名紫杉)侧生分生组织中提取了一种用于生产抗癌物质紫杉醇的植物干细胞,并成功进行了规模化培养。紫杉醇是从红豆杉树皮中分离的一种二萜类化合物,具有天然的抗癌功效,能有效治疗卵巢癌和乳腺癌,对肺癌、大肠癌、恶性黑色素瘤、头颈部癌、淋巴瘤、脑瘤及类风湿关节炎也有一定作用。

　　紫杉醇在红豆杉树皮中含量极低,每生产 1 千克紫杉醇需要 30 吨成年红豆杉树皮,对森林资源的破坏极大。红豆杉植物干细胞具有强大的自我增殖能力,而且在悬浮液培养中绝大多数呈现为单个细胞,即

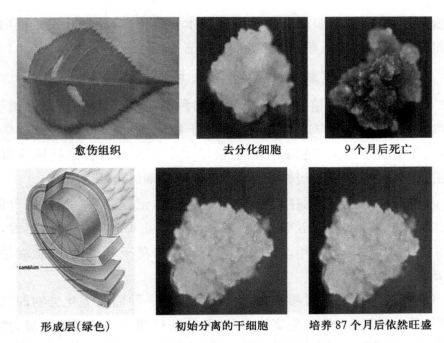

| 愈伤组织 | 去分化细胞 | 9个月后死亡 |

| 形成层(绿色) | 初始分离的干细胞 | 培养87个月后依然旺盛 |

图 5-3 愈伤组织去分化细胞和形成层分离的干细胞具有不同的生命潜力

便出现聚集也仅由 2～3 个细胞构成。而从针叶和胚芽中得到的去分化细胞,在培养液中呈现为大的细胞团聚集。

在 3 升的生物反应器中,培养 4 个月获得的细胞干重增加量,植物干细胞是针叶去分化细胞的 1 140 倍,是胚芽去分化细胞的 750 倍。在长达 1.8 年的时间中对红豆杉干细胞进行培养,观察到其传代培养物仍然稳定地增长。

在实验室中,生物反应器的容量最大达到 20 升的中试水平,为大规模的工业化生产奠定了基础。甚至在 3 吨的生物反应器中,植物干细胞也表现出良好的适应性和优越的增长特性。该项研究首次展现了植物干细胞培养技术在规模化可持续工业化生产中的前景,同时提供了良好的成本效益和环境友好型生产平台。目前韩国已经在野山参、长春花、红豆杉、银杏、菊花等药用植物干细胞的培养诱导方面积累了丰富的经验。

吉林生物研究院张凤华、陈晓企业科研团队,由干细胞技术专家王家治担任总工程师,负责物质干细胞技术科研工作,计划开发的植物有当归、拟南芥、铁皮石斛、芦荟、苹果、番茄等。

(二)人参等植物干细胞研究项目的技术路线

(1)人参等药用植物及稀缺濒危物种的植物干细胞分离及诱导。人参是一种多年生草本植物,主要产于我国东北、朝鲜和韩国,早在3 500年前的甲骨文中就有"参"的象形文字。人参在我国被视为百草之王,历来被宫廷帝王当作防治疾病、延年益寿的圣药。

《神农本草经》是现存最早的中药学专著,记载着人参药用的价值:"人参,味甘微寒,主补五脏,安精神,定魂魄,止惊悸,除邪气,明目,开心益智。久服,轻身延年。"英文人参panax来源于希腊文,原意就是万应灵药。

现代医学已发现人参富含40多种皂苷(一种固醇类化合物即三萜皂苷),可以提高人体的免疫能力,清除肌肤代谢产物和细胞垃圾,具有强身健体、加强微循环、抗衰老等生理学功效。

人参皂苷的衍生物称为人参稀有皂苷,人参稀有皂苷有:Rh_1、Rh_2、Rh_3、Rh_4、Rg_3、Rg_5、Rk_1、Rk_2、Rk_3、aPPT、aPPD等。人参稀有皂苷Rh_2、Rg_3被人们亲切地称为"护命素",具有强烈活性,其含量只有十万分之一至十万分之三,显得异常珍贵。人参稀有皂苷aPPD、Rk_2、Rh_3是第二代人参皂苷的代表,分子量更小,更有效。见图5-4。

我国是人参生产和消费大国,随着多年生野山参资源的日益枯竭,迫切要求采用具有无限分裂能力的野山参植物干细胞培养技术,实现工业化规模生产人参天然次生代谢有效物质。

植物细胞培养技术传统的方法是利用愈伤组织的去分化细胞(dedifferentiated callus cells,DDCs),进行培养增殖。人参植物干细胞是利用形成层来源的细胞(cambial meristematic cells,CMCs),即具有无限增殖和分化潜力的干细胞,进行培养增殖。故首要步骤是分离出CMCs细胞。具体步骤为:

①获得人参草本植物形成层的贮藏根组织:选择健康、光滑、无伤

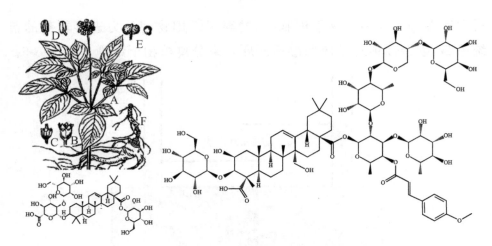

图 5-4 人参皂苷 Rh₂

口、无虫蛀的人参作为开发材料。在分离培养条件摸索成功后,应选择50 年以上的野山参作为形成层种源,以获得优质人参植物干细胞。研究发现,生长周期短的人参与一般植物一样,细胞端粒体会随着细胞分裂次数的增加而缩短,但生长 13 年以上的野山参,其自身端粒反而可以延长 2 倍左右。说明老山参富含端粒酶和人参稀有皂苷,可以有效延长端粒。在中国首届世界收藏级人参拍卖会上,一株 325 年野山参拍出了 1 000 万元的天价,足见多年生野山参药用价值的珍贵。

②对人参贮藏根技术样本进行灭菌消毒:人参特别是多年生野山参,其根部长时间埋置于土壤之中,不可避免地与土壤中的微生物形成了复杂的共生关系,甚至可能包含内生菌存在。体外细胞培养为保证干细胞增殖的纯净性,应该是严格的无菌培养技术。

因此,在分离 CMCs 干细胞之前,必须对贮藏根进行彻底的灭菌。在彻底清洗待用主根之后,应先后用乙醇及消毒液进行浸泡、渗透灭菌。为防止灭菌时发生组织褐变,应适时使用抗氧化的褐变抑制剂处理。最后在抗氧化剂的保护下,将主根切削成薄片,并确保具有活跃分裂能力的形成层包含在切片之中。

③对含有形成层的贮藏根组织进行渗透压处理和诱导增殖:韩国

科学家在分离人参植物干细胞时,抛弃了运用物理外力进行剥离的传统思路,创造性地巧妙应用渗透压原理来分离植物干细胞。见图 5-5。

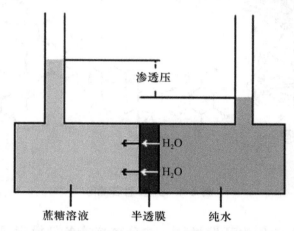

图 5-5　渗透压及渗透胁迫原理:利用渗透压使膜的一侧失水

干细胞内含有大量细小的液泡,其细胞壁薄而娇嫩,与四周的体细胞结构完全不同。植物体细胞壁渗透能力与干细胞完全不同,在施加同样的渗透剂如蔗糖、山梨醇或氯化钠时,不同结构的细胞壁作为不同的半透膜,膜两侧产生的渗透压是完全不同的。再加上干细胞内部含有大量细小液泡,而植物体细胞的内部含有大液泡,使得体细胞在渗透压作用下失水破坏、丧失分裂能力,致使切片中的皮层、韧皮部、木质部和木髓纷纷坏死;而干细胞 CMCs 在进行渗透胁迫时受到的影响较小且可以逆转其影响。尤其在使用植物生长激素 IAA(吲哚-3-乙酸)及IBA(吲哚-3-丁酸)诱导分裂时,干细胞可依然呈现顽强甚至旺盛的分裂。见图 5-6。

在此基础上,在培养基中进行继代培养,直至获得满意的干细胞采集量。采用这一全新的方法,可以理想地分离培养出植物干细胞。在实验中应通过不同渗透胁迫剂、不同渗透胁迫浓度、不同胁迫时间、不同胁迫处理方法、不同诱导剂浓度剂量等条件的摸索,得到最佳分离方法。另外,尚有无须施加渗透压的分离方法报道,本项目可探索其可能性和分离方法。

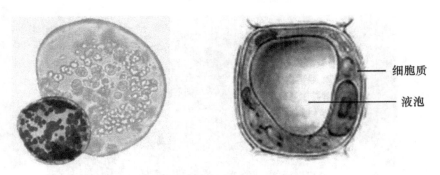

细胞质

液泡

（植物干细胞富含大量细小液泡，植物体细胞含有大液泡）

图 5-6　植物干细胞与植物的其他体细胞结构不同而能够承受渗透胁迫

（2）悬浮培养条件及天然次生代谢产物诱导条件研究。悬浮培养是大规模生产植物组织的有效方法。首先进行实验室悬浮培养条件的摸索。工作要点：

①配制适合人参植物干细胞生长的悬浮培养基。同时参考相关文献，选择不同成分和配比的其他培养基，特别关注培养基中激素的合适比例，比较不同培养基的培养增殖效果，确定最佳培养基配方。

②选择合适的三角瓶容量、实验温度、黑暗条件、旋转摇床转速、传代时间间隔等实验条件。

③显微镜下观察并测量计算干细胞在悬浮培养液中的分布状态：单个细胞的占比、聚集细胞团的尺寸、聚集细胞团的细胞数、培养中因摩擦剪切力过大是否出现干细胞损伤等。

④根据专利和文献提示，使用茉莉酮酸甲酯来诱导干细胞生成人参皂苷，并摸索是否还有更佳的诱导剂来促进人参皂苷的生成。同时注意监测人参皂苷的生成量，检测并鉴别干细胞生成的其他未知成分。

⑤不断放大实验规模，从 50 L、100 L、200 L 逐级梯次放大，直至达到中试和生产规模。见图 5-7。

（3）运用生物反应器大规模生产植物干细胞并获得次生代谢产物。采用生物反应器是实现植物干细胞大规模工业化生产的有效途径。根据植物干细胞增殖速度快、在悬浮培养中摩擦剪切力小的特点，理论上完全可以通过生物反应器实现大规模、可持续的工业化生产。在规模

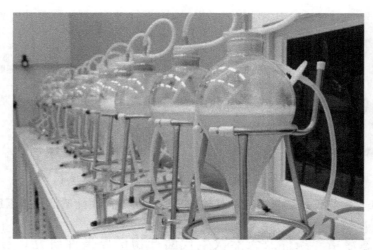

图 5-7　植物干细胞的实验室放大实验

放大至数以吨计的生产中，摸索和建立最佳工艺条件是重中之重。其生产要点是：

①选择合适类型和型号的生物反应器。根据植物干细胞的增殖特点，究竟是选用气升式生物反应器还是搅拌式生物反应器，要根据生产结果的产量效能最大化而定。

②在植物干细胞的大规模生产中，由于反应器容量巨大，会带来一些意想不到的从量变到质变的问题，应在实践中摸索解决。

③植物干细胞增殖的目的是利用干细胞的全能特性，通过诱导，尽可能多地产生人们所期望的次生代谢物，如人参皂苷等。诱导剂的选择、甚至细胞集聚度的调控，都是极为重要的问题。悬浮液中干细胞的单细胞存在，有利于大规模生产；但为了诱导次生代谢物，须摸索聚集度对产生次生代谢物的影响。

④大规模生产的工艺流程和每一步骤的生产手段，需要根据不同物种干细胞的特点，探索确定。稍有不慎，会造成极大的损失和浪费。工艺制定后应形成标准化操作程序。见图5-8。

（4）应用超低温冷冻技术和解冻复苏技术建立植物干细胞库。细胞冻存是细胞保存的主要方法之一。在低于零下70摄氏度的超低温条件下，有机体内部的生化反应极其缓慢，甚至终止。当以适当方法将

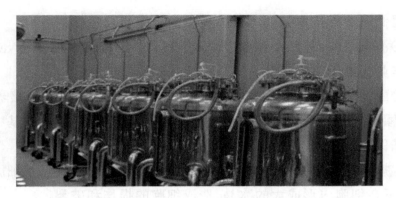

图 5-8 工业化生产的 250 升反应器生产植物干细胞

冻存的生物材料恢复至常温时,其内部生化反应可恢复正常。传统植物组织细胞在低温储藏后存活率低,且恢复生长能力的延迟期漫长。而来自形成层的干细胞系在低温储藏后存活率很高,并能较快地重新生长。植物干细胞的冷冻贮存及复苏,不仅是实验室顺利开展实验和大规模工厂化组织培养安全生产的必要措施,而且是国家建立植物种系基因库、保存重要的药用资源、农作物资源及稀有濒危资源的重要手段。

由于植物干细胞的分离提取和培养技术难度较高,获得纯净的植物干细胞种源十分宝贵。在实验和大规模生产中,有时干细胞培养会受到微生物污染,即便是条件优越、运转良好的实验室和生产车间也会遇到设备故障等问题;连续培养的细胞系还会偶然发生遗传漂移;考虑到这些因素,干细胞的冷冻贮存问题就显得十分重要。

从国家战略的层面考虑,在常规的植物物种以种子手段保存技术之外,开辟一条植物干细胞的超低温贮存新路,无疑是一种高效、可靠、安全、节约的崭新方法。作为纯正种源的植物干细胞,在冻存之后,完全保留了物种的全部遗传信息。少量保存的干细胞,一旦解冻复苏,在短时间内即可通过工业化生产,大规模复制。基于这一优势特点,可规划建立国家级的植物干细胞基因库,将国内、国际的绝大部分有开发利用价值的植物物种,分离提取干细胞并冷冻贮存起来,以备常规利用和应急使用。

超低温冷冻技术和解冻复苏技术的工作要点包括：

①消毒准备：对贮存容器、冷冻设备及器具进行严格消毒，防止因冷冻作业污染干细胞种源。

②配制冷冻液：根据植物干细胞特点，选择合理的基础培养基配方，兼顾干细胞的营养要求和超低温冷冻环境要求，冷冻培养基中应含有冷冻保护剂。

③摸索并制定冷冻程序，严守"缓慢渐冻"的原则，确保干细胞逐步脱水，不在细胞内形成大的冰晶、造成细胞的损伤和破裂。

④复苏解冻必须坚持"快速消融"的原则，防止细胞内细小冰晶的重结晶、形成大冰晶而破坏损伤细胞。

⑤严格冷冻库的入库建档登记制度，注明干细胞名称、代数、日期等详细信息。

⑥冷冻种源干细胞应尽量选用初级代次的干细胞，以保证干细胞的遗传信息纯正完整。

（5）探索以植物干细胞基因调控进行植物组织器官定向培育。植物组织培养是根据植物干细胞具有全能性的特点，发展起来的一项无性繁殖的新技术。

植物的组织培养广义上又叫离体培养，指从植物体分离出符合需要的组织、器官或细胞、原生质体等，通过无菌操作，在无菌条件下接种在含有各种营养物质及植物激素的培养基上进行培养，以获得再生的完整植株或生产具有经济价值的其他产品的技术。

狭义上讲，是指用植物各部分组织，如形成层、薄壁组织、叶肉组织、胚乳等进行培养获得再生植株或者特定的组织器官。传统培养过程是从植物相关器官上产生愈伤组织，由愈伤组织细胞通过去分化，形成具有一定再生能力的细胞。通过愈伤组织细胞的再分化，形成再生植物。本项目的进一步拓展和深入，则以植物干细胞这种全新的具有无限潜能的种源细胞来进行组织培养，其培养方向为两个方面：

①全植株培养：植物愈伤组织的细胞培养，自 1958 年美国科学家蒂瓦特从胡萝卜韧皮部细胞培养出完整植株以来，经过几十年的努力，

已经积累了丰富的经验,可以建立现代化车间进行生产。应用干细胞技术,可以获得比愈伤组织更具生命活力的植株苗。干细胞在培养基中的分裂速度,比土壤固体培养基育苗的植株快得多。通过干细胞的培养,可将植株的无性繁殖育苗提高到一个全新的水平。

②组织器官培育:通过对干细胞的专项诱导,分别定向从培养基获得根、茎、叶、花、果等不同器官,甚至专门获得树皮、花蕊等。对植物干细胞培养中的定向诱导,是为了获取植株不同部位的有用次生代谢物。这在医药、保健品、化妆品产业中意义重大。

另外,定向诱导也是满足人类对农作物需求的口感和外观要求:例如,喝细胞营养液跟吃米饭、嚼大豆的感觉完全是两码事。在这一方面,需要深入到分子水平,且根据不同需求,搞清楚基因调控开关和特定的基因启动诱导条件。此项工作涉及分子水平的基因调控和不同物种的条件摸索,是一项具有前瞻性的浩大工程,值得长期规划。

七、保密事项与知识产权保护

(一)项目保密性和保密义务责任

在植物干细胞的技术研发和大规模工业化生产方面,中国不能受制于人,在此项技术的突破方面必须有所作为,本项目现已摸清基本技术路线,在研究中对项目中科研项目组创造的新技术新方法,已经申请发明专利。

与此同时,由于项目涉及市场开发和技术应用的重大商业利益,参加项目的人员均应签订保密协议,并严格遵守保密义务。另外,本项目课题组技术研究报告,已总结了前期的实验内容。

在具体开发人参植物干细胞技术应用时候,在立项过程中,其科研技术路线与临床实验数据必须列为企业机密级技术。

(二)项目知识产权保护

项目组取得的科研成果的知识产权,原则上归项目牵头单位所有。主要科研人员享有专利个人署名权和经牵头单位同意发表的论文作者署名权,以调动科研人员的积极性。

八、立项申请和项目阶段性规划

(一)立项申请

鉴于该项目对于国家具有重大战略意义,建议由吉林生物研究院按照中药材应用研究技术程序,上报吉林省、国家相关部委合作科研,同时申请中国社会科学院社会发展研究中心开展应用人群调查研究,争取国家及相关省级药食同源重大项目的支持。

(二)项目阶段性规划

项目分为探索性实验阶段、正式实验及中试、建厂及规模化生产、产业形成阶段共四个阶段。目前已进入探索性实验阶段。

九、项目合作研究与推荐实施单位及大协作攻关

吉林省是全国人参的主产地,长白山野山参享誉全球。吉林大学金英花教授课题组对人参皂苷开展现代生物学研究,发现了作用于人体的 47 个靶点,并确认了 9 个与人类肿瘤直接相关的靶点。人参皂苷 Rh_2 对白介素 2、干扰素 γ、肿瘤坏死因子、T 淋巴细胞、巨噬细胞、细胞因子等都有一定的调节活化效果。

人参皂苷确保健康机体细胞对 DNA 的修复机制,可使损伤的 DNA 得到修复。植物干细胞的端粒酶可确保延缓端粒长度的缩短,保持细胞的年轻态,保证 DNA 复制的正确性。

吉林生物研究院张凤华、陈晓企业科研团队,推动吉林生物研究院长期专注于生命科学的研究,在癌症检测生物试剂的研究中获得成功并实现产品上市推广。为致力于人参等植物干细胞的研究,牵头成立了吉林省韩中植物干细胞技术有限公司,投入资金和人力开展第一阶段的研究工作。

(一)项目合作研究推荐与实施单位

(1)合作研究技术应用课题组。吉林生物研究院、吉林省韩中植物

干细胞技术有限公司技术科研课题组。

（2）合作研究实施单位。吉林生物研究院暨吉林省植物干细胞技术有限公司、相关合作医院。

（3）合作研究应用推广与安全性研究单位。吉林生物研究院是最早参与主导，合作研究六早人参植物干细胞产品等相关检测机构、合作机构、研究及生产单位、中国"药食同源"研究集刊研究专家组。

（4）技术应用实施检验单位。兰州大学植物干细胞技术项目组、吉林生物研究院创新课题组、吉林省韩中植物干细胞技术有限公司、吉林生物研究院合作研究"药食同源"产业化课题组。

张凤华董事长、王家治副教授带领的科研组，由兰州大学生命科学学院的博士、硕士人员团队组成，是一支专业能力强、富有创新精神的队伍。主要与吉林生物研究院、吉林省韩中植物干细胞技术有限公司一起从事植物干细胞研究和技术开发工作。

（二）人参植物干细胞及其他物质产品开发协作和技术攻关

（1）国内开展植物干细胞研究的相关单位及其成果。我国科学家们在此领域获得了丰硕成果，严春燕等完成了分离并培养了当归干细胞；厦门大学沈宏等研究人员，分离培养了拟南芥茎尖干细胞；暨南大学王一飞等研究人员，用铁皮石斛干细胞冻干粉，生产的眼霜具有明显的抗衰老效果；曾宪卓等技术人员，通过分离并培养了芦荟茎间干细胞，测得芦荟干细胞冻干粉中芦荟苷的含量显著提高，达到了 50.80 毫克/克，适用于药品、化妆品和功能性食品。

还有国内陈海佳等研究人员制备的苹果干细胞冻干粉，可以作为胃肠道保健食品；林淑芳等人员，利用番茄干细胞冻干粉，制备了口服液、饮料和白酒，其制备的产品具有抗氧化、预防癌症、降血压、降低胆固醇以及调节免疫力的效果。

厦门鹭港兆康生物科技有限公司，自 2009 年开始进行红豆杉等植物干细胞的分离与工厂化培养技术研究；山东农业大学张省宪和山东大学丁兆军研究团队，完成了"植物干细胞重塑和维持的调控机理"，从分子水平揭示了生长素和细胞分裂素，如何协同关键转录因子，调控植物干细胞在分生组织中的活性和功能,获得山东省自然科学一等奖。

中国致力于经济建设,更加致力于保障人体健康的工程项目建设。吉林省韩中植物干细胞技术有限公司、吉林生物研究院张凤华、陈晓企业科研团队,多个科学家团队的攻关协作,在植物干细胞领域已经取得了可喜的成果。

(2)重视长期开展人参等植物干细胞可持续技术应用攻关科研协作工程。应该承认,目前我国在植物干细胞的研究方面,仍处于追赶、复制和科技创新起步的阶段。对于植物干细胞技术的开发和诸多重要物种的研究迫在眉睫,此项工作事关中草药、农业、物种保护和健康产业的国家大局,必须引起政府企业和科研院所的高度重视。

吉林生物研究院暨吉林省韩中植物干细胞技术有限公司,以人参植物干细胞技术为基础,同时开发研究"药食同源"其他物质的干细胞研究,吉林人参植物干细胞技术项目组,已经聘请兰州大学植物干细胞项目组组长王家治副教授为总工程师。

国内关于植物干细胞的研究大多处于自发、散在的状态,缺乏交流、协调和整合的平台,建议由吉林生物研究院专家团队联合兰州大学植物干细胞项目组、中国"药食同源"研究集刊课题组、吉林生物研究院专家团队合作开展创新性研究,以长期性、稳定性、效益性、创新性来开展合作应用研究。邀请法律部门给予技术研究与应用的指导。

发起组织相关研究单位进行学术和应用技术交流、避免重复性劳动、协调整合各方面的技术与道地中草药资源,对植物干细胞研究进行资源性攻关,成为势在必行的重大项目建设工程。

中国社会科学院社会发展研究中心常务副主任胡文臻研究员,多次呼吁,尽快成立中国"药食同源"应用研究中心、中国"药食同源"应用研究基金会等相关机构。充分利用北京、海南南药资源优势,形成植物干细胞研究协作项目攻关基地,开展研发和协作整合工作,推动全国植物干细胞技术研发工作高质量发展。

2021年人参干细胞产品与一龄企业建立规范化应用销售合作关系。会议年会邀请胡文臻研究员讲解了"药食同源"物质产业化的重要应用意义。与会全国各地 2 000 多名会议代表第一次了解中草药杜仲的产业价值，了解到人参干细胞等"药食同源"物质产品的普及应用价值。会议期间，人参植物干细胞产品进入了一龄销售模式，为大众提供人参植物干细胞产品的需求与服务。

吉林生物研究院与吉林省韩中植物干细胞技术有限公司主导，并提交人参植物干细胞技术应用过程，以及所附食品中试产品科研鉴定报告内容，依据批量生产食品产品的质量检测报告等规范证照研究技术路线。

课题组人员与吉林生物研究院、吉林省植物干细胞技术有限公司专家团队、兰州大学人参干细胞专家、总工程师王家治、负责人张风华等，进行了多次不同形式的讨论分析，将人参植物干细胞技术研究应用成果进行公布，并接受全社会的指导监督，符合跨学科应用研究的实践与检验的科研规则。

中国"药食同源"研究集刊课题组建议，由吉林生物研究院与中国"药食同源"研究集刊课题组合作培训。将人参植物干细胞技术团队研发的系列成果，开展应用调查和普及培训，引导全国中医院、诊所、科研单位，重视植物干细胞技术应用研究与普及，更加规范地开展"药食同源"物质技术的应用研究工程，具有发展中草药产业化的重要战略意义。

第六篇　海南发展"药食同源"产业的可行性及必要性

吴孟华　胡若音

一、背景

近年来,国家高度重视中医药发展,坚持把中医药复兴和传承提升至国家战略,并作为健康中国战略的重要组成部分给予政策推动:2016 年 2 月,国务院印发《中医药发展战略规划纲要(2016—2030 年)》;同年 10 月,国务院发布《"健康中国 2030"规划纲要》;2017 年 7 月,《中华人民共和国中医药法》(以下简称《中医药法》)开始实施。据不完全统计,2016—2018 年三年时间,国家层面陆续发布的中医药行业各项发展政策、法规文件达 15 份之多。

尤其是 2016 年颁布的《中医药法》,让中医药发展从此有法可依;同年,还建立了由国务院领导同志牵头负责的国务院中医药工作部际联席会议制度,国家对中医药行业的重视程度可见一斑。在 2019 年7 月召开的中央全面深化改革委员会第九次会议上,《关于促进中医药传承创新发展的意见》通过审议,会议还对中医药发展以及开展区域医疗中心建设试点等工作提出要求,特别提到要发挥中医药在疾病治疗和预防中的特殊作用。

党的十九大报告提出"实施健康中国战略"。习总书记在海南建省办经济特区 30 周年大会的讲话中希望海南重点发展包括医疗健康等在内的现代服务业,促进服务业优化升级,形成以服务型经济为主的产业结构。

在国家层面上,中药产业发展规划对海南南药、黎药产业发展具有重要的指导作用,通过对国家出台的中药发展规划进行战略分析和借鉴,能够对海南南药、黎药产业发展战略起到重要的推动作用。

海南地处热带北缘,属热带季风海洋气候,占我国热带气候资源面积的 42.5％,全年暖热,雨量充沛,干湿季节明显等独特的生态环境,为中药材生长创造了得天独厚的生长条件,被誉为"热带宝岛,南国药库"。根据全国第四次海南省中药资源普查数据显示,海南省现有药用植物 2 468 多种,占我国现存药用植物种类近 1/4,是我国热带药用植物分布最集中的区域。

在海南省委、省政府将南药新药研发和南药 GAP 规范化种植产业发展列为七大重点专项任务之一后,海南省南药产业化、规范化基地建设不断推进,南药种植(养殖)得到了较快发展,中药产业生产能力和水平有很大提高,涉及中药品种的研发与生产的企业 40 余家,中药产业发展已初具规模,中药科研力量不断加强,已初步形成从南药资源可持续利用到产品开发、产品质量标准研究的科研体系。

黎医黎药是海南黎族人民千百年来的智慧结晶,是黎族的宝贵医药文化遗产,也是中医宝库的重要组成部分。黎医药的植物种类和治疗经验丰富,诊断独特,在治疗骨伤、关节炎、坐骨神经痛、骨髓炎、股骨头坏死及毒蛇咬等常见病和疑难杂症方面有着独特的疗效。黎药常用的有 250 多种,收入《中国药典》的有 136 种。有 10 多种特有药用植物和 32 种国家重点保护药用植物分布于海南中部黎族山区。由于制药企业较少关注,政策层面支持不够,导致黎药不能被较好的研发和利用。此外,民间医药能手知识朴素,黎医技术和采药经验仅靠言传身教,行医身份也存在合法性问题。凡此种种,导致黎医黎药遗产大幅流失,已面临后继乏人、近乎失传的濒危状态。

海南省近 10 年来在南药、黎药发展上推出了一系列的扶持政策,也取得了诸多的成绩,无论是南药、黎药基地的建设数量、规模,还是南药、黎药相关产业产值增长方面,都比之前有了跨越式的进步,但是仍然有一些制约性的问题存在。一是南药、黎药资源开发不充分,产品附加值低;二是南药、黎药产业经济规模偏小;三是南药、黎药科技创新与产品开发能力相对较弱;四是特色南药、黎药生产不规范;五是特色南药、黎药产品岛内市场开发不充分。

通过深入调研海南特色南药普查、种植、综合利用和南海药物等产业体系发展模式,发掘具有开发潜力的南药、黎药品种资源,研究结合南药、黎药观光旅游康养的产业模式,最终提出推进海南特色中医药健康服务业和"药食同源"产业的战略建议。

二、海南省中医药相关规划和战略分析

(一)海南省南药相关规划和战略分析

近 10 年来(2010—2020 年),海南省委、省政府非常重视南药产业的发展,先后出台了《国家中药现代化科技产业(海南)基地建设实施方案》《海南省中医药健康服务发展"十三五"规划》《海南省医药产业"十三五"发展规划指导意见》、"海南省贯彻中医药发展战略规划纲要(2016—2030 年)实施方案"、《海南省沉香产业发展规划(2018—2025 年)》等一系列的南药产业规划,通过对相关规划的准确分析,可以找准海南南药产业发展中亟须突破和进行战略布局的内容,从而推动南药产业的强劲发展。

1.《国家中药现代化科技产业(海南)基地建设实施方案》

2010 年 11 月,海南省人民政府办公厅发布了《国家中药现代化科技产业(海南)基地建设实施方案》,在方案中提出了"大力发展南药,积极抢救保护和挖掘利用黎药,培育海洋药,加强南药、黎药及海洋药的农业生产体系、创新研发体系、工业生产体系及相关旅游服务业建设,培育壮大一批特色中药品牌,全面提升海南中药产业水平,促进海南经济社会的可持续发展。"明确了基本构建起"一地二岛三药"的特色资源型海南中药现代化科技产业基地框架,即:初步形成依托优良生态环境和热带药用资源的生态型热带中药基地、基本树立以药香两用特色芳

香型和"药食同源"保健型南药产品为特征的海南中药"香岛"和"健康岛"两大品牌以及开发一批海南特色的南药、黎药和海洋药"的总体目标。

2.《海南省中医药健康服务发展"十三五"规划》

2016 年 12 月,海南省人民政府办公厅发布《海南省中医药健康服务发展"十三五"规划》,并提出了相关的规划政策,在具体的任务中,除了突出中医设施基础建设、中医养生保健服务发展、中医文化建设等方面的内容外,还提出"发展中医药健康旅游产业、大力推进中医药服务贸易、积极发展中医药健康养老服务、积极促进中医药健康服务相关支撑产业发展、加快南药和民族医药开发利用"等多项与中药产业相关的任务。规划要求开展南药、黎族医药、海洋药资源的研究、保护和开发利用,充分发挥海南省独特的热带气候资源,大力开展海外南药的引种栽培,加大本土南药的资源开发和可持续利用,加强南药、黎药质量标准研究和制定。此政策的实施对未来几年海南省深化医药卫生体制改革,提升全民健康素质,促进海南省中医药健康服务发展具有深远的意义。

3.《海南省贯彻中医药发展战略规划纲要(2016—2030 年)实施方案》

2017 年 4 月,海南省人民政府办公厅又发布《海南省贯彻中医药发展战略规划纲要(2016—2030 年)实施方案》(琼府办〔2017〕65 号),此实施方案是为贯彻落实《国务院关于印发中医药发展战略规划纲要(2016—2030 年)的通知》(国发〔2016〕15 号)精神,进一步继承、发展、利用中医药,充分发挥中医药服务海南经济社会、人民群众健康和在深化医药卫生体制改革中的作用,加快中医药事业发展,并具体结合海南省实际情况提出了新的发展目标:到 2020 年,海南省基本形成具有海南特色的中医药发展模式,成为全国中医药健康旅游和服务贸易发展示范省份。实现全省人人基本享有中医药服务,中医医疗、保健、科研、教育、产业、文化、旅游各领域全面协调发展,中医药标准化、信息化、产业化、现代化水平不断提高。

（二）海南自贸港建设释放南药产业重大利好

2020 年 6 月 1 日，中共中央、国务院印发了《海南自由贸易港建设总体方案》，诸多政策利好为海南十二大重点产业之一的医药产业带来了前所未有的发展机会，促进包括医药健康产业在内的所有产业的高速发展。南药是海南最具特色的资源，围绕着南药全产业链开展科技攻关和成果转移转化与推广，可将南药发展为融合生态旅游、康养服务、文化交流和医药产业的大健康产业集群。

三、黎族医药发展使用现状调研

（一）黎医发展现状

通过对海南省五指山市、保亭县、三亚市、万宁市和东方市等海南主要黎族聚集居住市县进行调研，发现黎医的发展现状较差，因黎族在传承中没有属于自己的文字，没有相关行医记载，世世代代都依靠手传身教，黎医传承受到较大限制，海南省没有针对黎族医师的认证标准，按照传统中医药认定，绝大部分黎医未考取医师资格证。

黎药集医生、护士和行医者、采药者于一身。海南黎医的数量正在锐减，现有黎医年龄多介于 60～90 岁。这些年龄偏大、没有执业医师资格，但临床经验丰富的黎医按规定不能行医，也无法上山采药，往往收入很低。此外，虽然一些黎药验方的功效研究已获初步进展，但由于黎医诊疗的非合法化，使得黎药验方无法建立合法的符合国家中药新药研发技术要求规定的"有关临床病例"。

（二）黎药发展现状

海南具有独特的生物多样性，是我国热带药用植物分布最集中的区域，黎药资源在我国药物资源中占有重要地位。黎族同胞于房前屋后、田边地头、林下沟边摘取草药，为患者治病，维护民族同胞的健康，实践证明黎药具有很强的实用性。调查中发现，五指山市黎族药用植物调查到 57 种，隶属于 36 科 55 属；三亚市黎族药用植物调查到 41 种，隶属于 29 科 39 属；保亭市黎族药用植物调查到 50 种，隶属于

33科49属,但三个调查地点,用药差异较大,公用药材仅3种,为地耳草、假黄皮、石菖蒲,其中大多植物是采用新鲜的植物根、茎、叶、枝、果。部分药材需要阴干到一定程度使用,多数即采即用,无法长期保存,加之天气、环境、人员等因素的影响,以及药物自身生长地域的差异,如生长于山脚、密林、悬崖等,进一步造成其采集的困难。

调查发现由于当地人民对于黎药保护意识淡薄,自然环境被破坏,黎药的生长环境受到很大威胁。主要体现在:①黎药开发力度不足。目前海南黎药的开发进展缓慢,创新水平低,有效成分研究、质量控制、生产工艺等方面的研究不足。②黎医、黎药发展的环境不好,对于黎医黎药的保护、人工培育不够,黎医、黎药的发展空间受到限制。但是从"药食同源"角度考虑,对于产业发展是极为有利的。

四、"药食同源"纳入海南南药、黎药产业重点发展布局和任务

依靠本地资源优势,大力宣传海南药膳文化,开发"药食同源"产品、保健产品,争取纳入海南南药、黎药产业重点发展布局和任务。

海南岛地跨亚热带和热带地区,气候湿热,利于药材生长,中药资源不仅品种多、分布广、产量大,而且有不少质量上乘的道地药材驰名中外,如"四大南药"等,为药膳提供了丰富的素材。琼菜属于岭南菜系的一个品种,本地居民经常会拿胡椒、巴戟天、益智、牛大力等南药作为食材使用,并形成琼菜特色菜肴,因受湿热地理气候的影响,琼菜药膳在功效上多重视除湿、健脾、清热,在形式上则多以汤饮和粥为主,能够补充水分且容易吸收营养。应大力挖掘本地琼菜滋补养生菜系品种,宣传并打造琼菜南药养生文化品牌。

此外结合海南国际旅游岛建设对高端特色保健旅游产品的巨大需求,以海南特色药食同源药材如益智、巴戟天、白豆蔻、高良姜、胡椒、芦荟、灵芝、海南青牛胆及海马、珍珠、螺旋藻、海洋鱼油等为原料,针对高端旅游市场,开发改善睡眠系列、滋补强壮系列和改善胃肠功能等系列的特色南药旅游保健产品,丰富国际旅游岛"健康"产品种类。

针对健康原生态现代消费群体的市场需求,研发改善睡眠系列,滋补强壮和降血压,改善胃肠功能等系列保健产品。

研制大量具有海南区域特色的高端大健康产品,如益智、诺力、忧遁草饮料;牛大力、高良姜酒;裸花紫珠胶囊;槟榔牙膏等药用、膳食多元产品。

附　录

附　　录

附录一 人参饮液(干细胞)检验报告

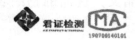 文件受控编号：ZLJL-33-2

检 验 报 告

报告编号：SWT20211002

样品名称：人参饮液（干细胞）

委托单位：吉林省全民健食品有限公司

检验类别：委托检验

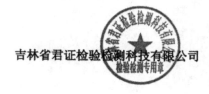

吉林省君证检验检测科技有限公司

吉林省君证检验检测科技有限公司
检 验 报 告

报告编号：SWT20211002   第2页共2页

序号	检验项目	单位	标准限值	检验结果	单项结论	检测方法
1	感官	/	应符合 Q/JQMJ0084S-2020 标准要求	符合要求	合格	Q/JQMJ0084S-2020
2	人参总皂苷	%	≥0.1	0.13	合格	NY 318-1997
3	可溶性固形物 (20℃)	%	≥0.5	3.0	合格	GB/T 12143-2008
4	铅（以 Pb 计）	mg/kg	≤0.29	未检出（定量限：0.05）	合格	GB 5009.268-2016
5	菌落总数	CFU/100g	n=5；c=2；m=10^2；M=10^4	<1；<1；<1；<1；<1	合格	GB 4789.2-2016
6	大肠菌群	CFU/100g	n=5；c=2；m=1；M=10	<1；<1；<1；<1；<1	合格	GB 4789.3-2016
7	霉菌计数	cfu/g	≤20	<10	合格	GB 4789.15-2016
8	酵母计数	cfu/g	≤20	<10	合格	GB 4789.15-2016
9	沙门氏菌	/25g	n=5；c=0；m=0	未检出；未检出；未检出；未检出	合格	GB 4789.4-2016
10	金黄葡萄球菌	CFU/g	n=5；c=1；m=100；M=1000	<10；<10；<10；<10；<10	合格	GB 4789.10-2016

以下空白

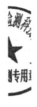

吉林省君证检验检测科技有限公司
检 验 报 告

报告编号：SWT20211002   第1页共2页

样品名称	人参饮液（干细胞）	商标	六早
规格型号	20ml/袋	质量等级	/
样品状态	完好	样品数量	50袋
生产日期	/	批号	/
委托单位	吉林省全民健食品有限公司		
委托单位地址	吉林省长春市九台区长春九台经济开发区北区		
标示生产单位	/		
标示生产单位地址	/		
联系人	仲超	联系电话	13278104616
样品接收日期	2021年3月5日	检测起止日期	2021年3月5日~2021年3月16日
检测项目	感官、人参总皂苷、可溶性固形物（20℃）、铅（以Pb计）等共10个检测项目		
判定依据	Q/JQMJ0084S-2020		
检验结论	经检验，所检项目符合Q/JQMJ0084S-2020标准要求 签发日期：2021年03月17日		
备注	/		

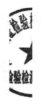

批准：    审核：   编制：

声　明

1. 报告无"检验检测专用章"无效。

2. 复制报告未重新加盖"检验检测专用章"无效。

3. 报告无编制、审核、批准签字无效。

4. 报告涂改无效。

5. 对报告结果如有异议,应于收到报告之日起七个工作日内向检测单位提出,逾期不予受理。

6. 样品信息由委托单位提供,检测结果仅对本次接收样品负责。

7. 未经本公司书面同意,不得将此报告用于商业宣传、法庭举证、仲裁及其他相关活动。

8. 未经本公司批准,不得复制(全文复制除外)本报告。

9. "☆"为分包项目。

10. 报告所涉及的企业标准/企业技术规范不在资质认定范围内。

地址:吉林省长春市高新区创新路 668 号

邮编:130012

电话/传真:0431-80549166

网址:www.junzhjc.com

邮箱:junzhlab@126.com

备注:课题组应用研究需要,原版本附录检验检测报告。委托检测单位系吉林生物研究院与吉林省韩中植物干细胞技术有限公司的技术实施公司。

附录二　国家卫健委公布的既是食品又是药品的物品名单

一、国家卫健委公布的既是食品又是药品的物品名单

（一）第一批　2012 年公示的 86 种，见下列名单：

丁香、八角茴香、刀豆、小茴香、小蓟、山药、山楂、马齿苋、乌梢蛇、乌梅、木瓜、火麻仁、代代花、玉竹、甘草、白芷、白果、白扁豆、白扁豆花、龙眼肉（桂圆）、决明子、百合、肉豆蔻、肉桂、余甘子、佛手、杏仁（甜、苦）、沙棘、牡蛎、芡实、花椒、红小豆、阿胶、鸡内金、麦芽、昆布、枣（大枣、黑枣、酸枣）、罗汉果、郁李仁、金银花、青果、鱼腥草、姜（生姜、干姜）、枳椇子、枸杞子、栀子、砂仁、胖大海、茯苓、香橼、香薷、桃仁、桑叶、桑葚、橘红、桔梗、益智仁、荷叶、莱菔子、莲子、高良姜、淡竹叶、淡豆豉、菊花、菊苣、黄芥子、黄精、紫苏、紫苏籽、葛根、黑芝麻、黑胡椒、槐米、槐花、蒲公英、蜂蜜、榧子、酸枣仁、鲜白茅根、鲜芦根、蝮蛇、橘皮、薄荷、薏苡仁、薤白、覆盆子、藿香。

（二）第二批　2014 新增 15 种，见下列名单：

人参、山银花、芫荽、玫瑰花、松花粉、粉葛、布渣叶、夏枯草、当归、山奈、西红花、草果、姜黄、荜茇，在限定使用范围和剂量内作为药食两用。

（三）第三批　2018 新增 9 种，见下列名单：

党参、肉苁蓉、铁皮石斛、西洋参、黄芪、灵芝、天麻、山茱萸、杜仲

叶,在限定使用范围和剂量内作为药食两用。

二、国家卫健委公布的可用于保健食品的中药名单

人参、人参叶、人参果、三七、土茯苓、大蓟、女贞子、山茱萸、川牛膝、川贝母、川芎、马鹿胎、马鹿茸、马鹿骨、丹参、五加皮、五味子、升麻、天门冬、天麻、太子参、巴戟天、木香、木贼、牛蒡子、牛蒡根、车前子、车前草、北沙参、平贝母、玄参、生地黄、生何首乌、白及、白术、白芍、白豆蔻、石决明、石斛、地骨皮、当归、竹茹、红花、红景天、西洋参、吴茱萸、怀牛膝、杜仲、杜仲叶、沙苑子、牡丹皮、芦荟、苍术、补骨脂、诃子、赤芍、远志、麦冬、龟甲、佩兰、侧柏叶、制大黄、制何首乌、刺五加、刺玫果、泽兰、泽泻、玫瑰花、玫瑰茄、知母、罗布麻、苦丁茶、金荞麦、金樱子、青皮、厚朴花、姜黄、枳壳、枳实、柏子仁、珍珠、绞股蓝、葫芦巴、茜草、荜茇、韭菜子、首乌藤、香附、骨碎补、党参、桑白皮、桑枝、浙贝母、益母草、积雪草、淫羊藿、菟丝子、野菊花、银杏叶、黄芪、湖北贝母、番泻叶、蛤蚧、越橘、槐实、蒲黄、蒺藜、蜂胶、酸角、墨旱莲、熟大黄、熟地黄、鳖甲。

三、国家卫健委公布的保健食品禁用中药名单（注：毒性或者副作用大的中药）

八角莲、八里麻、千金子、土青木香、山莨菪、川乌、广防己、马桑叶、马钱子、六角莲、天仙子、巴豆、水银、长春花、甘遂、生天南星、生半夏、生白附子、生狼毒、白降丹、石蒜、关木通、农吉利、夹竹桃、朱砂、米壳（罂粟壳）、红升丹、红豆杉、红茴香、红粉、羊角拗、羊踯躅、丽江山慈姑、京大戟、昆明山海棠、河豚、闹羊花、青娘虫、鱼藤、洋地黄、洋金花、牵牛子、砒石（白砒、红砒、砒霜）、草乌、香加皮（杠柳皮）、骆驼蓬、鬼臼、莽草、铁棒槌、铃兰、雪上一枝蒿、黄花夹竹桃、斑蝥、硫黄、雄黄、雷公藤、颠茄、藜芦、蟾酥。

四、国家卫健委公布的明确不是普通食品的名单

西洋参、鱼肝油、灵芝（赤芝）、紫芝、冬虫夏草、莲子芯、薰衣草、大

豆异黄酮、灵芝孢子粉、鹿角、龟甲。

五、国家卫健委公布的明确为普通食品的名单

白毛银露梅、黄明胶、海藻糖、五指毛桃、中链甘油三酯、牛蒡根、低聚果糖、沙棘叶、天贝、冬青科苦丁茶、梨果仙人掌、玉米须、抗性糊精、平卧菊三七［*Gynura Procumbens*（Lour.）Merr.］、大麦苗（*Barley Leaves*）、养殖梅花鹿其他副产品（除鹿茸、鹿角、鹿胎、鹿骨外）、梨果仙人掌、木犀科粗壮女贞苦丁茶、水苏糖、玫瑰花（重瓣红玫瑰 *Rose rugosacv* Plena.）、凉粉草［仙草 *Platostoma palustre*（Blume）A. J. Paton］、酸角、针叶樱桃果、菜花粉、玉米花粉、松花粉、向日葵花粉、紫云英花粉、荞麦花粉、芝麻花粉、高粱花粉、魔芋、钝顶螺旋藻、极大螺旋藻、刺梨、玫瑰茄、蚕蛹、耳叶牛皮消。

六、历代本草文献所载具有保健作用的食物名单

（1）聪耳类（增强或改善听力）：莲子、山药、荸荠、蒲菜、芥菜、蜂蜜。

（2）明目类（增强或改善视力）：山药、枸杞子、蒲菜、猪肝、羊肝、野鸭肉、青鱼、鲍鱼、螺蛳、蚌。

（3）生发类（促进头发生长）：白芝麻、韭菜子、核桃仁。

（4）润发类（使头发滋润、光泽）：鲍鱼。

（5）乌须发类（使须发变黑）：黑芝麻、核桃仁、大麦。

（6）长胡须类（有益于不生胡须的男性）：鳖肉。

（7）美容颜类（使肌肤红润、光泽）：枸杞子、樱桃、荔枝、黑芝麻、山药、松子、牛奶、荷蕊。

（8）健齿类（使牙齿坚固、洁白）：花椒、蒲菜、莴笋。

（9）轻身类（消肥胖）：菱角、大枣、榧子、龙眼、荷叶、燕麦、青粱米。

（10）肥人类（改善瘦人体质，强身壮体）：小麦、粳米、酸枣、葡萄、藕、山药、黑芝麻、牛肉。

（11）增智类（益智、健脑等）：粳米、荞麦、核桃、葡萄、菠萝、荔枝、龙眼、大枣、百合、山药、茶、黑芝麻、黑木耳、乌贼鱼。

（12）益志类（增强志气）：百合、山药。

（13）安神类（使精神安静、利睡眠等）：莲子、酸枣、百合、梅子、荔枝、龙眼、山药、鹌鹑、牡蛎肉、黄花鱼。

（14）增神类（增强精神，减少疲倦）：茶、荞麦、核桃。

（15）增力类（健力，善走等）：荞麦、大麦、桑葚、榛子。

（16）强筋骨类（强健体质，包括筋骨、肌肉以及体力）：栗子、酸枣、黄鳝、食盐。

（17）耐饥类（使人耐受饥饿，推迟进食时间）：荞麦、松子、菱角、香菇、葡萄。

（18）能食类（增强食欲、消化等能力）：葱、姜、蒜、韭菜、芫荽、胡椒、辣椒、胡萝卜、白萝卜。

（19）壮肾阳类（调整性功能，治疗阳痿、早泄等）：核桃仁、栗子、刀豆、菠萝、樱桃、韭菜、花椒、狗肉、狗鞭、羊肉、羊油脂、雀肉、鹿肉、鹿鞭、燕窝、海虾、海参、鳗鱼、蚕蛹。

（20）种子类（增强助孕能力，也称续嗣，包括安胎作用）：柠檬、葡萄、黑雌鸡、雀肉、雀脑、鸡蛋、鹿骨、鲤鱼、鲈鱼、海参。

七、历代本草文献所载具有治疗作用的食物名单

（1）散风寒类（用于风寒感冒病症）：生姜、葱、芥菜、芫荽。

（2）散风热类（用于风热感冒病症）：茶叶、豆豉、阳桃。

（3）清热泻火类（用于内火病症）：茭白、蕨菜、苦菜、苦瓜、松花蛋、百合、西瓜。

（4）清热生津类（用于燥热伤津病症）：甘蔗、番茄、柑、柠檬、苹果、甜瓜、甜橙、荸荠。

（5）清热燥湿类（用于湿热病症）：香椿、荞麦。

（6）清热凉血类（用于血热病症）：藕、茄子、黑木耳、蕹菜、向日葵子、食盐、芹菜、丝瓜。

（7）清热解毒类（用于热毒病症）：绿豆、赤小豆、豌豆、苦瓜、马齿苋、荠菜、南瓜、莙荙菜。

（8）清热利咽类（用于内热咽喉肿痛病症）：橄榄、罗汉果、荸荠、鸡蛋白。

（9）清热解暑类（用于暑热病症）：西瓜、绿豆、赤小豆、绿茶、椰汁。

（10）清化热痰类（用于热痰病症）：白萝卜、冬瓜子、荸荠、紫菜、海蜇、海藻、海带、鹿角菜。

（11）温化寒痰类（用于寒痰病症）：洋葱、杏子、芥子、生姜、佛手、香橼、桂花、橘皮。

（12）止咳平喘类（用于咳嗽喘息病症）：百合、梨、枇杷、落花生、杏仁、白果、乌梅、小白菜。

（13）健脾和胃类（用于脾胃不和病症）：南瓜、包心菜、芋头、猪肚、牛奶、杬果、柚、木瓜、栗子、大枣、粳米、糯米、扁豆、玉米、无花果、胡萝卜、山药、白鸭肉、醋、芫荽。

（14）健脾化湿类（用于湿阻脾胃病症）：薏苡仁、蚕豆、香椿、大头菜。

（15）驱虫类（用于虫积病症）：榧子、大蒜、南瓜子、椰子肉、石榴、醋、乌梅。

（16）消导类（用于食积病症）：萝卜、山楂、茶叶、神曲、麦芽、鸡内金、薄荷叶。

（17）温里类（用于里寒病症）：辣椒、胡椒、花椒、八角茴香、小茴香、丁香、干姜、蒜、葱、韭菜、刀豆、桂花、羊肉、鸡肉。

（18）祛风湿类（用于风湿病症）：樱桃、木瓜、五加皮、薏苡仁、鹌鹑、黄鳝、鸡血。

（19）利尿类（用于小便不利、水肿病症）：玉米、赤小豆、黑豆、西瓜、冬瓜、葫芦、白菜、白鸭肉、鲤鱼、鲫鱼。

（20）通便类（用于便秘病症）：菠菜、竹笋、番茄、香蕉、蜂蜜。

（21）安神类（用于神经衰弱、失眠病症）：莲子、百合、龙眼肉、酸枣仁、小麦、秫米、蘑菇、猪心、石首鱼。

（22）行气类（用于气滞病症）：香橼、橙子、柑皮、佛手、柑、荞麦、高粱米、刀豆、菠菜、白萝卜、韭菜、茴香菜、大蒜。

（23）活血类（用于血淤病症）：桃仁、油菜、慈姑、茄子、山楂、酒、醋、蚯蚓、蚶肉。

（24）止血类（用于出血病症）：黄花菜、栗子、茄子、黑木耳、刺菜、乌梅、香蕉、莴苣、枇杷、藕节、槐花、猪肠。

（25）收涩类（用于滑脱不固病症）：石榴、乌梅、芡实、高粱、林檎、莲子、黄鱼、鲇鱼。

（26）平肝类（用于肝阳上亢病症）：芹菜、番茄、绿茶。

（27）补气类（用于气虚病症）：粳米、糯米、小米、黄米、大麦、山药、莜麦、籼米、马铃薯、大枣、胡萝卜、香菇、豆腐、鸡肉、鹅肉、鹌鹑、牛肉、兔肉、狗肉、青鱼、鲢鱼。

（28）补血类（用于血虚病症）：桑葚、荔枝、松子、黑木耳、菠菜、胡萝卜、猪肉、羊肉、牛肝、羊肝、甲鱼、海参、草鱼。

（29）助阳类（用于阳虚病症）：枸杞菜、枸杞子、核桃仁、豇豆、韭菜、丁香、刀豆、羊乳、羊肉、狗肉、鹿肉、鸽蛋、雀肉、鳝鱼、海虾、淡菜。

（30）滋阴类（用于阴虚病症）：银耳、黑木耳、大白菜、梨、葡萄、桑葚、牛奶、鸡蛋黄、甲鱼、乌贼鱼、猪皮。

八、"药食同源"物质的使用部分及要求

以下按照植物、动物顺序排序，再按笔画顺序排列的"药食同源"物质的使用部分及要求（摘自卫健委网站公布）。

表附录二-1　"药食同源"物质的使用部分及要求

序号	物质名称	植物名/动物名	使用部分及要求
1	丁香	丁香	花蕾
2	八角茴香	八角茴香	成熟果实
3	刀豆	刀豆	成熟种子
4	小茴香	茴香	成熟果实用于调味时还可用叶和梗
5	小蓟	刺儿菜	地上部分
6	山药	薯蓣	根茎

续表附录二-1

序号	物质名称	植物名/动物名	使用部分及要求
7	山楂	山里红 山楂	成熟果实
8	马齿苋	马齿苋	地上部分
9	乌梅	梅	近成熟果实
10	木瓜	贴梗海棠	近成熟果实
11	火麻仁	大麻	成熟果实
12	代代花	代代花	花蕾 果实地方常用作枳壳
13	玉竹	玉竹	根茎
14	甘草	甘草 胀果甘草 光果甘草	根和根茎 根和根茎
15	白芷	白芷 杭白芷	根
16	白果	银杏	成熟种子
17	白扁豆	扁豆	成熟种子
18	白扁豆花	扁豆	花
19	龙眼肉/桂圆	龙眼	假种皮
20	决明子	决明 小决明	成熟种子需经过炮制 方可使用
21	百合	卷丹 百合 细叶百合	肉质鳞叶
22	肉豆蔻	肉豆蔻	种仁;种皮(仅作为调味 品使用)

续表附录二-1

序号	物质名称	植物名/动物名	使用部分及要求
23	肉桂	肉桂	树皮也称"桂皮"
24	余甘子	余甘子	成熟果实
25	佛手	佛手	果实
26	杏仁(苦、甜)	山杏 西伯利亚杏 东北杏 杏	成熟种子 苦杏仁需经过炮制方可 使用
27	沙棘	沙棘	成熟果实
28	芡实	芡	成熟种仁
29	花椒	青椒 花椒	成熟果皮
30	赤小豆	赤小豆 赤豆	成熟种子
31	麦芽	大麦	成熟果实经发芽干燥的 炮制加工品
32	昆布	海带 昆布	叶状体
33	枣(大枣、黑枣)	枣	成熟果实
34	罗汉果	罗汉果	果实
35	郁李仁	欧李 郁李 长柄扁桃	成熟种子
36	金银花	忍冬	花蕾或带初开的花
37	青果	橄榄	成熟果实
38	鱼腥草	蕺菜	新鲜全草或干燥地上 部分

续表附录二-1

序号	物质名称	植物名/动物名	使用部分及要求
39	姜（生姜、干姜）	姜	根茎（生姜所用为新鲜根茎，干姜为干燥根茎）
40	枳子	枳	药用为成熟种子；食用为肉质膨大的果序轴、叶及茎枝
41	枸杞子	宁夏枸杞	成熟果实
42	栀子	栀子	成熟果实
43	砂仁	阳春砂 绿壳砂 海南砂	成熟果实
44	胖大海	胖大海	成熟种子
45	茯苓	茯苓	菌核
46	香橼	枸橼 香圆	成熟果实
47	香薷	石香薷 江香薷	地上部分
48	桃仁	桃 山桃	成熟种子
49	桑叶	桑	叶
50	桑葚	桑	果穗
51	橘红	橘及其栽培变种	外层果皮
52	桔梗	桔梗	根
53	益智仁	益智	去壳之果仁，而调味品为果实
54	荷叶	莲	叶

续表附录二-1

序号	物质名称	植物名/动物名	使用部分及要求
55	莱菔子	萝卜	成熟种子
56	莲子	莲	成熟种子
57	高良姜	高良姜	根茎
58	淡竹叶	淡竹叶	茎叶
59	淡豆豉	大豆	成熟种子的发酵加工品
60	菊花	菊	头状花序
61	菊苣	毛菊苣	地上部分或根
		菊苣	
62	黄芥子	芥	成熟种子
63	黄精	滇黄精	根茎
		黄精	
63	黄精	多花黄精	根茎
64	紫苏	紫苏	叶(或带嫩枝)
65	紫苏子(籽)	紫苏	成熟果实
66	葛根	野葛	根
67	黑芝麻	脂麻	成熟种子
68	黑胡椒	胡椒	近成熟或成熟果实
69	槐花、槐米	槐	花及花蕾
70	蒲公英	蒲公英	全草
		碱地蒲公英	
		同属数种植物	
71	榧子	榧	成熟种子
72	酸枣、酸枣仁	酸枣	果肉、成熟种子
73	鲜白茅根/ 干白茅根	白茅	根茎

续表附录二-1

序号	物质名称	植物名/动物名	使用部分及要求
74	鲜芦根/干芦根	芦苇	根茎
75	橘皮/陈皮	橘及其栽培变种	成熟果皮
76	薄荷	薄荷	地上部分
		薄荷	叶、嫩芽仅作为调味品使用
77	薏苡仁	薏苡	成熟种仁
78	薤白	小根蒜	鳞茎
		薤	
79	覆盆子	华东覆盆子	果实
80	藿香	广藿香	地上部分
81	乌梢蛇	乌梢蛇	剥皮、去除内脏的整体 仅限获得林业部门许可进行人工养殖的乌梢蛇
82	牡蛎	长牡蛎 大连湾牡蛎 近江牡蛎	贝壳
83	阿胶	驴	干燥皮或鲜皮经煎煮、浓缩制成的固体胶。
84	鸡内金	家鸡	沙囊内壁
85	蜂蜜	中华蜜蜂 意大利蜂	蜂所酿的蜜
86	蝮蛇/蕲蛇	五步蛇	去除内脏的整体 仅限获得林业部门许可进行人工养殖的蝮蛇

参考文献

一、政策法规

1. 国家卫健委.按照传统既是食品又是中药材的物质目录管理规定.国卫食品发（2021）36 号文件.

2. 新华社.习近平出席全球健康峰会并发表重要讲话.新华网，2021-5-21.

3. 人民日报评论员.把人民健康放在优先发展战略地位——论学习贯彻习近平总书记在教育文化卫生体育领域专家代表座谈会上重要讲话.人民日报，2020-09-26.

4. 侯赛，田婉莹.海南药食同源资源丰富 企业"掘金"越来越多.海南日报，2018-11-05.

5. 中共海南省委、海南省人民政府.关于促进中医药在海南自由贸易港传承创新发展的实施意见.琼发〔2020〕14 号.

6. 中华人民共和国最高人民法院.最高人民法院关于审理食品安全民事纠纷案件适用法律若干问题的解释（一）.最高人民法院网，2020-12-09.

7. 吉林省人大（含常委会）.吉林省人参产业条例.吉林人大网，2015-05-11.

8. 吉林省人民政府办公厅.关于加快推进全省人参产业高质量发展的实施意见.吉政办发〔2022〕8 号，2022-06-02.

二、中药材与药食同源著作

1. 巢志茂,张经华. 天然产物标准样品研制技术与示范. 北京:北京科学技术出版社,2020.

2. 谢宗万. 全国中草药汇编. 北京:人民卫生出版社,1975.

3. 江苏新医学院. 中药大辞典. 上海:上海科学技术出版社,2014.

4. 中国植物志编委会. 中国植物志. 北京:科学出版社,2004.

5. 曹洪欣. 中医基础理论. 北京:中国中医药出版社,2004.

6. 蔡向红. 本草纲目:名方验方速查全书. 西安:陕西科学技术出版社,2018.

7. 胡文臻,等. 中国"药食同源"研究. 北京:中国社会科学出版社,2019.

8. 吴孟华,等. 海南省健康医疗旅游实施方案. 海南省卫生健康委、省旅游和文化广电体育厅联合印发,2019.

9. 曹志章,张风华,王敏啟. 无癌中国 我的梦. 民生周刊.2019.

10. 王家治. 生物医学电子学及实验. 兰州:兰州大学出版社,1987.

后　记

　　吉林生物研究院研究团队、兰州大学王家治植物干细胞研究团队、上海浦江健康科学研究院研究团队、中国"药食同源"研究集刊课题组联合开展人参植物干细胞的应用价值研究证明，人参植物干细胞是可以用于食疗的健康产品。

　　研究表明人参植物干细胞对人体具有调整作用，但是仍然需要持续开展应用研究和继续临床观察人参植物干细胞技术。从另外一个层面可以说，"药食同源"研究及应用，可以有效促进人民身体健康，也需要从国家政策层面予以支持。

　　本书中，案例选择是非常重要的应用研究工作，只有通过临床观察数据和实践应用对比，才能够调研分析成果的有效性与安全性。这是落实习近平总书记把论文写在祖国大地上的实干典型案例之一。

　　感谢海南省药监局，保亭县委、县人民政府、县卫健委，陵水黎安国际教育创新试验区管委会领导给予的调研支持和合作！

　　感谢安徽省庄子研究会"药食同源"专业委员会支持，中国"药食同源"研究集刊第 1 期合作研究单位，亳州华仲金叶医药科技有限公司给予的积极关注和支持。针对疫情防控及中小企业发展现状，课题组在合作研究条件、经费等方面，结合党和国家发展经济的扶持政策，给予了先扶持研究，以后按照企业从获得的经济效益收入中向课题组成员补齐垫付研究经费的创新做法。

　　原定中国"药食同源"研究暨共建智库建设论坛，在 2021 年 11 月第五届海南国际健康产业博览会期间举办（根据疫情防控形势另行调整发布时间），后受疫情影响推后。

特别感谢中草药种植专家的审读、人参干细胞专家的修改、"药食同源"专家的统稿；感谢相关部委、省市部门养老医养及公共服务项目技术政策融合方面专家，提出了进一步融合发展"药食同源"产业发展的修改意见。

本报告邀请中国中医研究院中药研究所研究员、博士生导师、中国"药食同源"研究特邀主编巢志茂审稿，吉林生物研究院专家组等专家学者为应用顾问。

邀请"药食同源"企业家张凤华、孙多龙等为产业化实践指导专家。邀请王和平、胡若音、桂涛、尚辰宇等在产业化调研实践中提出合理化建议。

本书合作应用研究中胡文臻、胡若音承担了 70％的应用研究工作量；技术研究中张凤华、吴孟华、王家治等承担了 90％的工作量。感谢大众对安全、有效、规范的"药食同源"产品应用及知识普及的期待。感谢科研单位人员、政府机关公务员、"药食同源"产品生产企业人员、高等院校师生等，对本书原创性研究的学习参考和应用实践。

胡文臻　吴孟华　张凤华

2021 年 5 月修改于海南省保亭县、博乐、海口

2022 年 8、9、10 月第 5、6、7 次修改于北京